認知症はよくなりますヨ

患者と家族のこころを支える治療とケア

稲葉　泉

本の泉社

はじめに

私は医師になって37年間、脳神経外科手術に徹してきましたが、２０１７年より北海道の医療過疎地域にて、脳神経外科診療とともに「物忘れ外来」を担当し、認知症に本格的に携わるようになりました。

２０２０年までの4年間に、認知症初診患者１８１１例、のべ９９１８人の診療にかかわってきました。外科医だった私が本格的に携わるようになった動機は、私の母への痛恨の思いです。認知症を患った母を、私は勤務していた病院に引き取りました。しかし当時は認知症について何も知らず、日増しに悲惨な状況に陥っていく母をなすすべもなく薬漬けのまま放置し、最期を看取った悔恨です。詳しい話は5章に触れました。

こうした経験から、私は、日本の医療ならびに認知症医療に違和感を覚えています。以前携わっていた、脳神経外科領域と認知症医療とのギャップも感じています。さらに認知症をとりまく社会に対しても、問題意識を強く抱くようになりました。

たとえば多くの診察室では「物忘れが出てきたから、徘徊しているから、大暴れしたから認知症ですね」とひとくくりに診断され、定型的な認知症治療薬を処方しています。認知症と似たような症状の病気はたくさんあります。しかしそれらと認知症の違いを見極めようとしない医療者も少なくありません。適切な治療を行えば、症状が改善する方はたくさんいるにもかかわらずです。

私は「徘徊」「帰宅願望」という言葉は好きではありません。なぜなら歩き回るのには目的があるからです。大暴れするのも、本人にはちゃんと理由があるのです。けれども、多くの診察室ではその原因をみようとせず、目先の興奮を鎮める薬を処方しておしまいにしてしまいます。

認知症のご家族が、暴言などの激しい症状があるため病院にかかっているのに、おさまらず困っておられる方はいませんか。診察室で、家族の話を何も聞いてくれない医師が多いという訴えをよく聞きます。

また最近は、高齢の方がいろいろな種類の薬を処方される「多剤服用（ポリファーマシー）」が原因で、物忘れや幻覚など認知症のような症状、ふらつきによる転倒、尿失禁などがみられる老年症候群が社会問題になっています。ところが、多くの家庭医はこの現実に背を向けてしまっているのです。さらには、薬が原因で起こる老年症候群を薬で治そうとするブラックジョークのようなことを平然とやる医療者もいます。

もちろん病状によって、薬が必要な場合はあります。問題なのは、一度処方した薬を、何年にもわたって漫然と処方し続けていることです。それが原因で薬剤起因性老年症候群の高齢者が驚くほど増加しています。

認知症医療をとりまく現状の問題点として、もう一つどうしても挙げておきたいことがあります。それは軽度認知障害（mild cognitive impairment：MCI）と診断されてから、認知症と診断されるまでの間に、医療保険上のサポート体制のない「空白の時期」が存在することです。

認知症の早期診断・発症前診断は推奨されているものの、仮にMCIと診断されても専門家によるきちんとしたフォローは受けられないのです。

MCIと診断されたご本人はもとよりご家族は、どんなにか不安なことでしょう。本来ならば家庭医に、認知機能をそれ以上低下させないためのサポートをお願いしたいところですが、家庭医が軽度認知障害の患者さんをしっかり診る体制は整備されていません。ですから、ご家族など身近な人の正しいサポートが必須なのです。

こうしたさまざまな問題を抱えるなか、私の外来には新しい患者さんがひっきりなしに訪れます。認知症に正面から向き合い、適切な治療と心あるご家族のケアによって、重度の認知症の方の激しい症状が穏やかに改善された症例も数多くあります。本書ではその一部を紹介しています。

いまや認知症はいったん発症したら、なすすべもなく悪化の一途をたどる病気ではありません。本書はそんな患者さんのご家族からの「ぜひ本を書いてください」というお言葉に励まされて書き進めることができました。

認知症をとりまく医療のリアルな状況をお伝えしながら、認知症とはどういう病気なのか、発症しても穏やかな生活を送るにはどうすればよいのか、最新のトピックスも含めた予防法、また、介護にあたる方はどこにポイントをおいてケアしていけばよいのかについて、分かりやすく述べています。

最終章では、海外の予防に力を入れた認知症医療の現状をご紹介し、我が国の医療体制への問題提起も行いました。

どうか認知症は治らない病気、認知症と診断されたらもうお手上げだ、などとあきらめないでください。ご家族も難渋するような辛い寿命を延ばすのではなく、その人にふさわしい年のとり方を支える、のびのびとした養生生活を送っていきましょう。本書がその一助になることを願ってやみません。

稲葉　泉

〈目次〉

1章 認知症ってどんな病気？

4章 快食・快眠・快便が認知症を防ぐ

6章 世界の認知症療法から学ぼう

目次

1章

認知症ってどんな病気？

目的があるから徘徊する

もしもあなたが認知症になったら、周りの人にどう接してほしいですか。

日本の認知症をとりまく状況をみると、諸外国に比べていろいろな面で遅れていると感じます。たとえば侮蔑、差別、偏見などのスティグマが依然としてあります。患者さんやご家族など身近にいる方は、常にそういったことにさいなまれてしまいます。さらには何らかの形で施設に入らなくてはならなくなったようなお年寄りが施設へ行くと「家に早く帰してくれよ。帰りたいんだよ」と言います。ところがこれを一種の問題行動ととらえ「帰宅願望」と表現されています。

それまで慣れ親しんだ我が家で生活していた人が、理由も分からず知らないところに連れて来られたら、家に帰りたいと思うのが自然だと思います。しかし職員さんは、まともに取り合ってくれない。または「ここにいなくてはダメですよ」などと叱られでもしたらどうでしょう。認知症の人は不安になって近くにいる職員に「どうしても帰りたい」と、必死に訴えることになってしまうでしょう。

今まで自由に歩けたのに、どうして歩いてはいけないの。トイレに行きたい。車を運転したい。家族が帰ってくるから食事の支度をしなくちゃ。認知症の患者さんにはこういった思いがあり、なんだか分からなくなってしまって、落ち着かなくなります。そんな思いに突き動かされて歩き回るのですが、認知症の専門家たちは「徘徊」と呼びます。私には差別的としか思えない表現です。

マスコミの方々にも言ったことがあります。「徘徊ですよね」と言うので、「いや違うんです。目的があるんです。徘徊と言うのはやめましょう」と申し上げました。でもこの言葉はなくなっていません。

一方、介護する方は、「暴言があるんです。すぐ手が出るんです。ほかの人の部屋に入ってものを盗ってしまうんです。夜、寝ないんです。困るんです」ということで、医師や看護師に相談します。

相談された側は「分かりました。何とかしましょう。鍵をかけてしまいましょう。手足を縛りましょう（これは拘束です）。おとなしくさせましょう。寝かせましょう」と応えます。向精神薬による見えない拘束が、ごく当たり前のように行われています。安全と延命ばかりが優先され、ご本人の感情を無視した日常ケアや医療が当たり前のように行われています。さらに人手不足の問題があります。向精神薬が乱用されています。多剤服用（ポリファーマシー）があります。

そういったことをすべて指導しなければいけない家庭医が不足しています。これは日本の現状であって、世界の常識ではありません。

心は生きている

ここで一つ、認知症の核心をついたエピソードを紹介します。

ご主人が認知症の年老いたご夫婦の実話です。ある本を読んでいたとき印象に残ったもので、細かい部分はよく覚えていませんが、おおよそ次のような内容です。

奥様が外出するときに、紙に大きく書き置きしました。「お父さん、外に出ないようにお願いしますね」。

外出先で雨が降ってきました。帰宅するとお父さんがいません。近所を探しましたが見つからず、交番を訪ねると傘を2本持ったお父さんが保護されていました。お父さんは、奥様に傘を渡そうとして外出しましたが、道に迷って帰れなくなったのです。

認知症になっても、心は生きていることの証です。

物忘れが強まって不安や焦燥がある人に、同じ目線で、少ない人数で穏やかに、やさしい環境で話を聞いてあげてください。一番不安を抱えているのは、患者さんです。介護にあたるみなさん、どうか患者さんの不安に寄り添ってあげてください。私は常にそういう思いで、患者さんに接しています。

一筋縄ではいかないけれど

認知症は医療者にとって難しく、手ごわい脳の病気です。

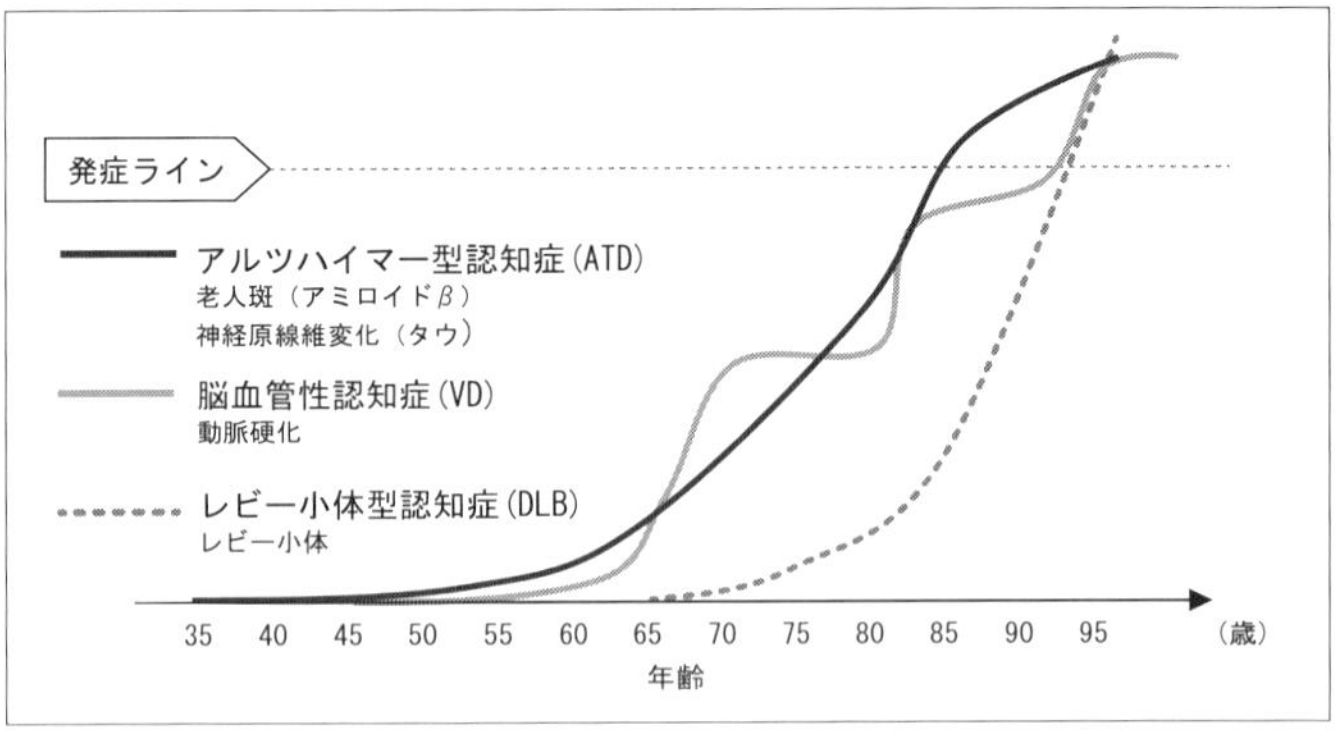

図1　認知症発症のイメージ（『明日から役立つ認知症のかんたん診断と治療』平川亘著、日本医事新報社 改変）

年を重ねると複数の認知症が重なり、複雑に変化しながら進行する病態であることがその理由です。

認知症は発症すると、その後どのように進行していくのか、図1を見ながらイメージしてみましょう。たとえば最初はアルツハイマー病を発症しても、だんだん脳血管性の認知症が重なってきて、さらに年を重ねると、レビー小体型認知症がかぶさってくるという具合です。

加齢とともに、さまざまな認知症が重複する、合併してくる特徴があるのです。発症するきっかけは、生活環境の変化などが考えられています。介護にあたるご家族にも、そのことを理解していただきたいと思います。イメージができていると、混乱せずケアできると思います。

いくつかの種類の認知症が混在しているわけですから、おのおのの認知症の特徴をきちんと見定めながら治療を行うことが非常に大事です。特に投薬は慎重に行う必要があります。

記憶力を完全に元に戻すなど完治はできないにしても、正しく治療が行われれば記憶を思い出すスピードが速くなったり、穏やかな生活を取り戻すことは可能です。３章ではそれら複数の症例を紹介しています。

身近なご家族など、介護にあたる方には今の状態が改善できることを信じて、医師をはじめ看護師、介護士、理学療法士、ソーシャルワーカー、薬剤師などにも協力を得て、連携しつつ患者さんを支えてほしいと願っています。

脳で起こっていること

ひとくちに認知症といっても、アルツハイマー型や脳血管症型などいくつかのタイプがあります。認知症は、脳のどの部位に異変が起こるのかによって病態、症状が異なります。異変の起き方、場所そして症状によってどのタイプに当てはまるのか分類されています。その人の生きてきた背景や性格などによっても、症状が微妙に違っているものですが、どの認知症にも典型的なサインがみられます。診療者は、そこを判断基準にします。

ここでは、私の外来でどのように症状をみて診断しているのか紹介します。実施するテストと典型的なサインをみていきます。

・食べたこと自体を忘れる

どの認知症にも共通しているのが記憶障害であることから、最初に物忘れの有無をみます。物忘れは加齢によっても起こるため、年相応の物忘れでも「もしかして認知症かも」と不安を抱える方も多く来院します。老化による物忘れは、人の名前がすぐ出てこないとか、昨日の晩ご飯に食べたものを思い出すのに時間がかかることはありますが、記憶をたどっていけば思い出します。内容の一部を忘れることとは、認知症とは考えません。

一方、認知症の物忘れは、食べたこと自体を忘れてしまいます。たとえば、「昨日、夕食を食べましたか。何を食べました?」と聞くと「食べてないです。分からないです」と答えます。あったこと自体を忘れることを、エピソード記憶障害といい、認知症である可能性が非常に高いです。

次に年齢を確認します。認知症の、特にアルツハイマー型の方は年齢を答えることができません。たいてい、ごまかします。または、生年月日を言います。「もう年だから私、年齢なんか関係ないのよ」と話す方はとても多いです。それから「振り向き」。傍にいるご家族の方を振り向いて確認をしたり、取り繕ったりします。また女性の場合は「鍋焦がし」というのが非常に特徴的です。料理の途中で、鍋をコンロにかけたまま忘れると鍋が焦げますね、この「鍋焦がし」が頻回にあると、アルツハイマー型認知症だと考えてよいと思います。

次に、指模倣試験をやります。オーケー・キツネサインという言い方をします。まず、キツネから。言葉でキツネとは言わずに、「これをまねしてください」と指でキツネの形を作って言います。そうすると、認知症の方は、うまくキツネにならない。写真1の、向かって左の方は軽症の方、真ん中が中等症、右の方が重症の方で、まったくキツネにならないのが特徴です。

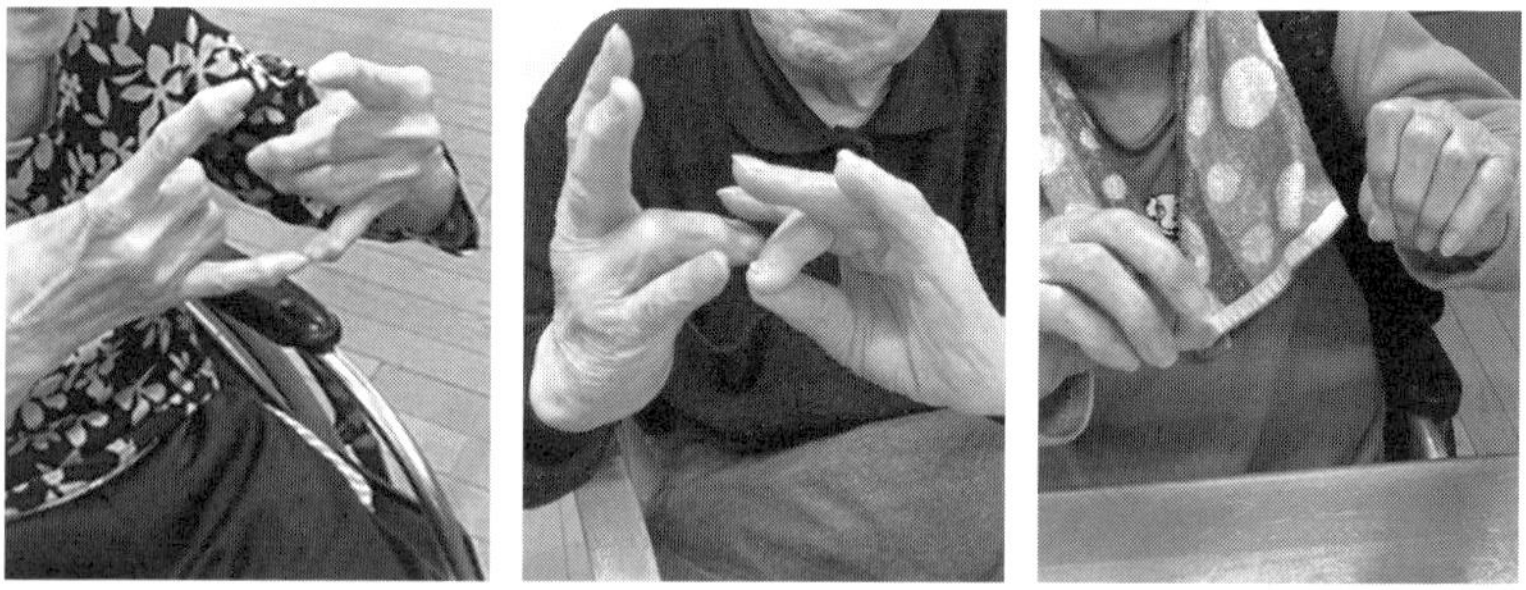

写真1　指模倣試験（キツネサイン）

続けて「これを真似てください。こうします」と、私は指でハトの形を作ります。

・時計が描けない

次に、用意した紙に時計を描いてもらいます。「丸を描いて数字を入れて時計を描いてください。それから数字を入れてくださいね」。さらには「10時10分に針を入れてください」などと説明します。

今回ご協力をお願いしたお三方は、私が関わっているグループホームの方で、写真2が実際に描いた時計です。向かって左の方は、特に問題はありません。真ん中の方は時間の概念がかなり崩れてしまっています。向かって右の方が一番重篤な方で、時計が何であるかが分からなくなっています。記憶というのは、主に海馬のある側頭葉の働きですけれども、この方の場合は側頭葉から前頭葉、さらには頭頂葉まで病変が広

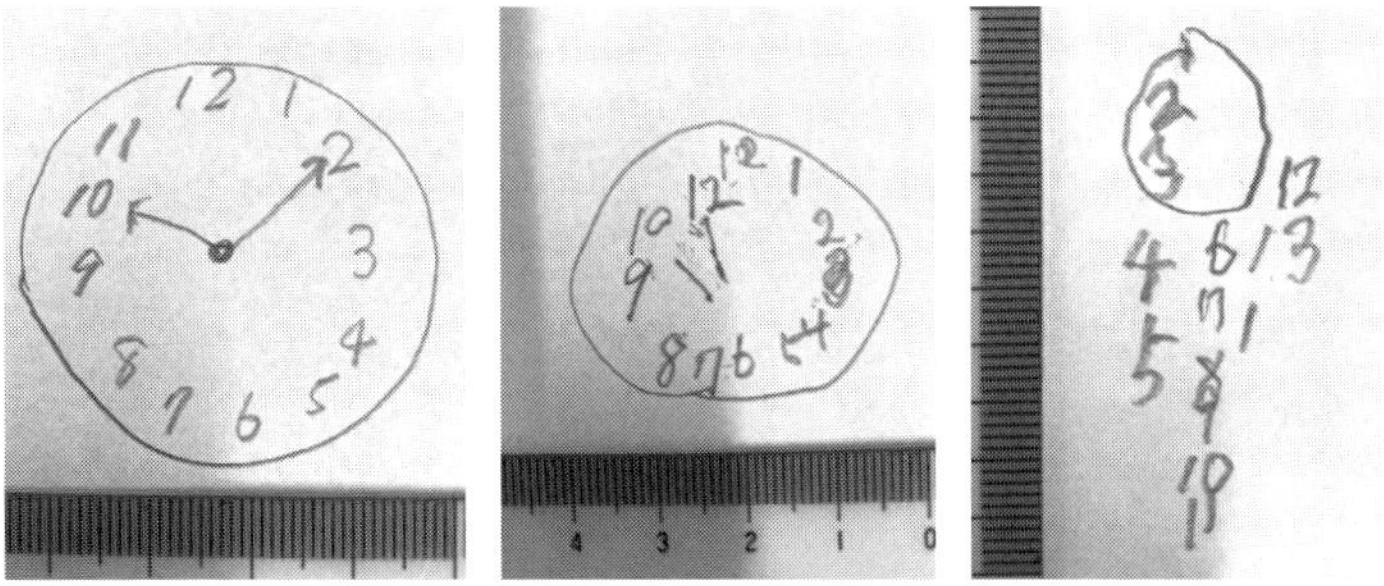

写真2　時計描画

がっていることが分かります。

次に、長谷川式認知症スケールを行います。長谷川式とは、認知症診断の検査として国内で広く使用されている検査方法です。合計11個の設問により、記憶力や注意力、計算力などを検査します。神経心理検査の一つでもあります。

神経心理検査とは、紙や道具を使って認知機能の低下した状態を数値で表す検査のことです。検査を受けていただいて、点数をつけさせていただきます。

私はご高齢の方、認知症の方など患者さんのことを点数で表現することに違和感を覚えます。けれど、評価のためにやむを得なく点数をつけさせていただいています。長谷川式認知症スケールは30点満点の試験です。評価は、HDS―Rで表し、20点以下で認知症の疑いが高いとされています。実際は20点以上でも認知症はあるし、以下でも正常老化と診断することはあります。認知症が確定している場合は、20点以上で軽度、11〜19点は中等度、10点以下で高度と判定します。また長谷川式では、いったん覚えた言葉を一定時間経過後に思い出すことができるかどうかを調べる「遅延再生」と呼ばれるテストも行い、診断の一助としています。不正解の場合は0点、自発的に答えられたら2点、ヒントを与えて答えられたら1点となります。

再診の患者さんに治療がうまくいっているかどうかを確認する際にも、長谷川式のスケールを使用することがあります。

脳の地図で病変をみる

人の脳には、手足を動かす、記憶にかかわるなど、さまざまな機能をつかさどる場所が地図のように定められています。ものを考えたり、うわさ話をしたり、本を読むなど人間に備わっている機能を高次脳機能と呼び、それぞれの場所（局在ともいう）を脳葉と呼んでいます。

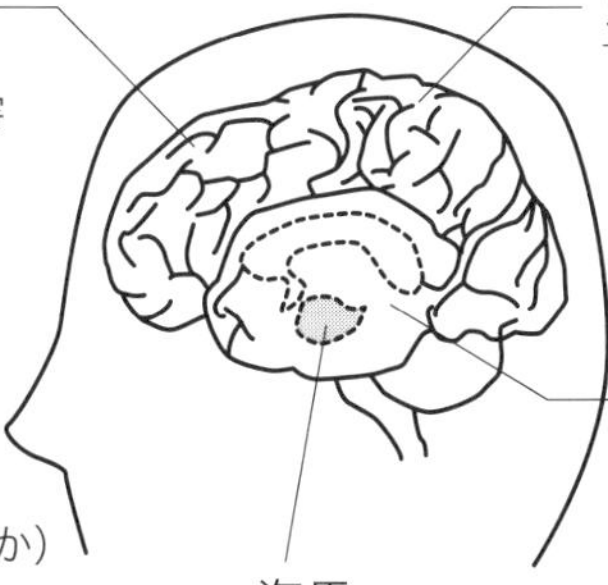

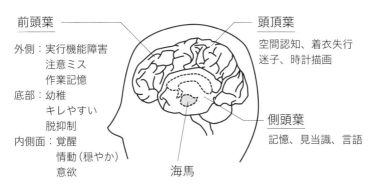

イラスト１　脳の局在と脳葉のはたらき

記憶にかかわる高度な機能は、海馬のある側頭葉にあります。前頭葉、頭頂葉と呼ばれる場所も大きく認知機能にかかわっています。

前頭葉の外側は、料理ができなくなるなど、作業に支障があらわれます。また前頭葉底部の場合はキレやすい、幼稚になる。脱抑制などという言い方もします。一方、前頭葉の内側面に異変があると意識が低下して、同時に意欲は低下し、むしろ穏やかに見えることもあります。

頭頂葉、頭のてっぺんに異変がある場合は、空間的な感覚が分からなくなります。具体的には着衣失行、道に迷うなど日常生活に支障が出ます。前に触れた神経心理検査で時計がうまく描けなくなるということは、頭頂葉に変化が起こっていると推察できます。

ひと月で立ち上がるまで、意欲向上！

ここで、私の外来での具体的な症例をご紹介します。患者さんに見合った治療、医療者の正しい寄り添い方によって、激しい症状が大きく改善された85歳の女性です。最初は、立ち上がることもできなかった方です。腰椎骨折でほかの病院に入院していて、認知症の疑いという治療目的で私の外来にご紹介をいただきました。

初診時に、レビー小体型認知症と診断を下して治療を開始しました。脳血流シンチグラムという検査で画像診断を行ったところ、矢印のようなレビー小体型認知症に特徴的な血流の低下がありました。

私がかかわって1カ月後（写真3）です。

3カ月後は、ショッピングセンターに買い物に行かれたということです（写真4）。

3年経過すると表情が驚くほど豊かになりました（写真5）。いまはデイ

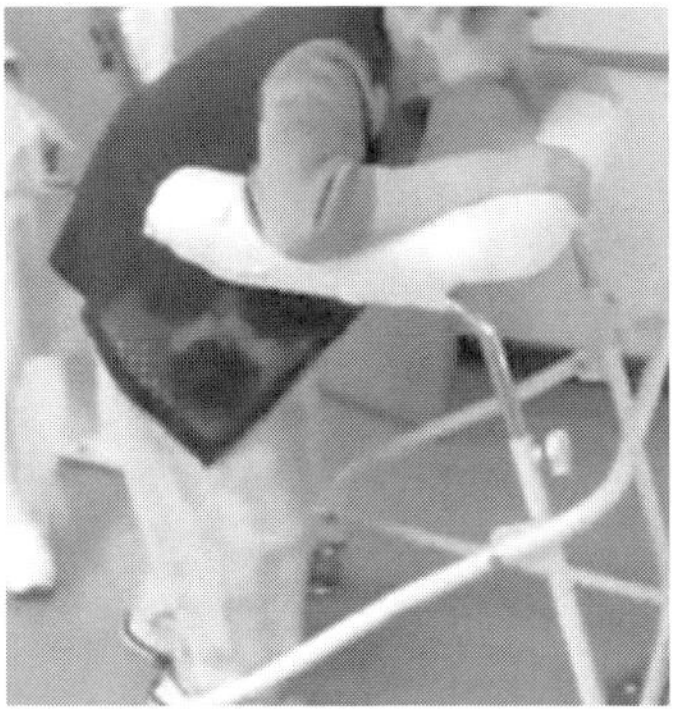

写真３　治療開始１ヵ月後、自立歩行はできませんでした

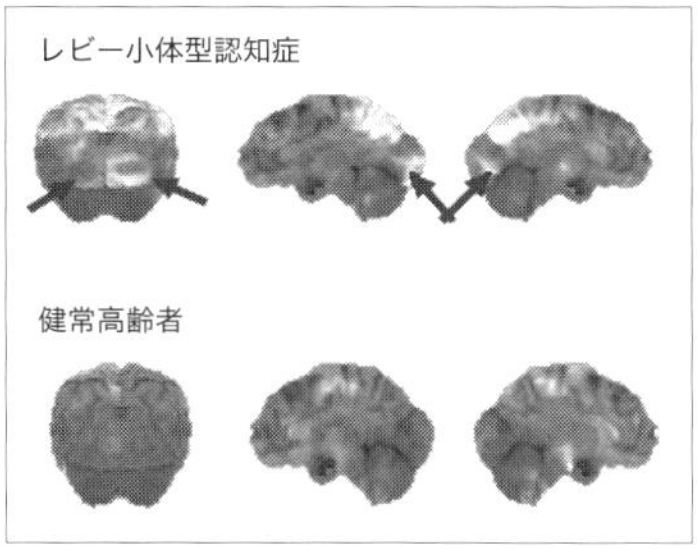

図２　脳血流シンチグラム

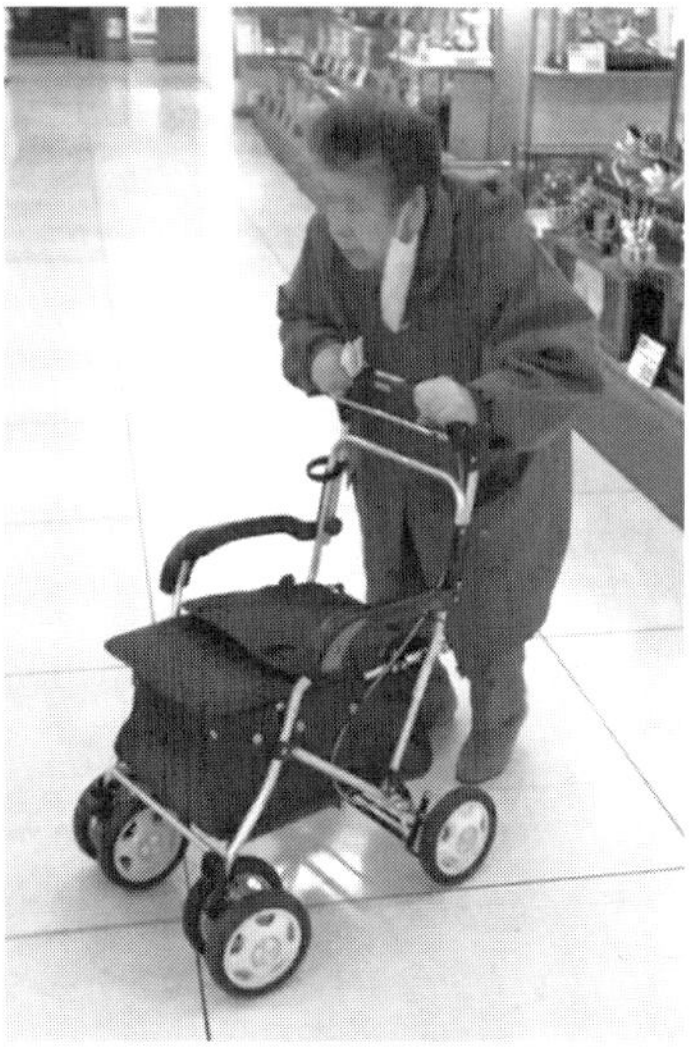

写真４　治療開始３ヵ月後
ショッピングセンターへ買い物に出かけていきます

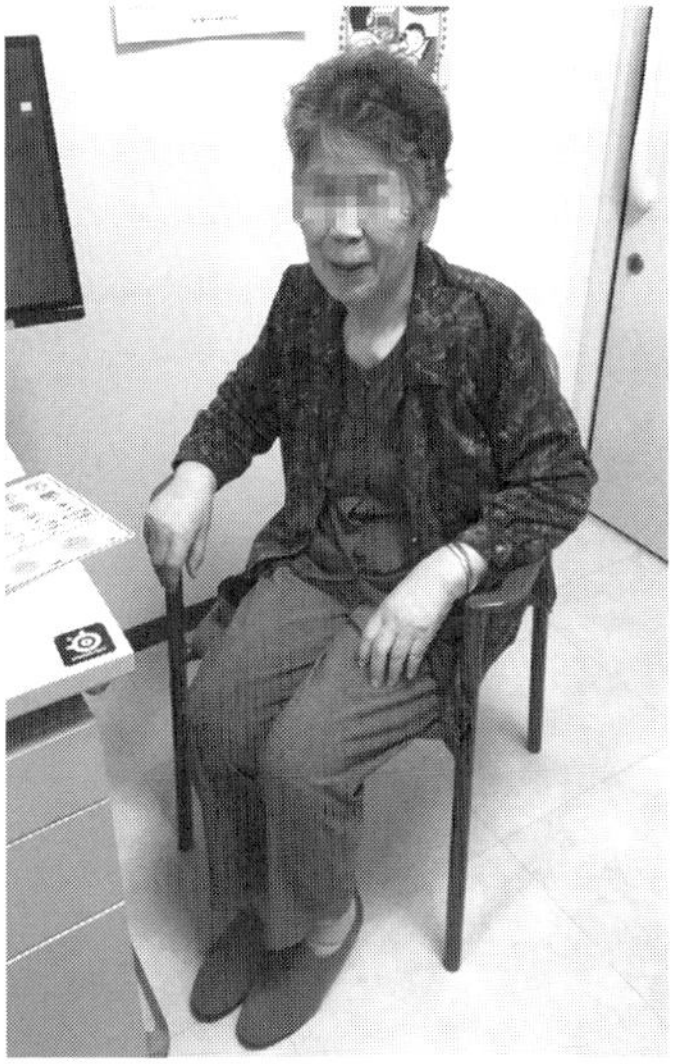

写真５　３年経過後
社会性をとり戻した喜びで笑顔が戻りました

サービスでゲームもしていると話しておられます。関わり方によって、こんなにお元気になられます。現在も、毎月私の外来にいらして、生活も非常に充実して楽しんでいらっしゃいます。

このような患者さんの症例が私の外来には少なくありません。患者さんやご家族に、日々、医療従事者である私たちが励まされているような状況です。

認知症と軽度認知障害（MCI）とはどう違う

私の診察室「物忘れ外来」には、明らかに認知症である方、いまと同じ生活を続けていたら認知症を発症しそうだと思われる方が、ご家族とともに訪れます。

後者は、「軽度認知障害」（ＭＣＩ）の疑いのある方です。普段の生活に支障はないため、周りの人には気づかれにくいのですが、物忘れがたびたび起こるのが特徴です。

付き添いのご家族にも話を伺っていると、単なる老化による物忘れではないことが、だんだん分かってきます。

たとえば、料理をしているとき宅配便の荷物が届いてキッチンを離れるとします。荷物を受け取ってキッチンに戻った時、離れる前にやっていたことを思い出すのに時間がかかるといったことがよく起こります。周りの人に若いころの楽しかった思い出話などを繰り返し話す、物覚えが悪くなった。また、物事を順序立てて行うことが難しくなることもあり、若いころは料理好きだった人が、手の込んだ料理を避けるようになったり、鍋を火にかけていたことを忘れることもあります。また、物事への興味や意欲が低下する、集中力が長続きしなくなる場合もあります。

これらの「軽度認知障害」の兆候は、本人に自覚があるのが特徴です。そのため、何かを忘れたときに身近な人から「また忘れている、しっかりして！」など強く言われたり、叱られたりすると自尊心は激しく傷つきます。口数が減ったり、落ち込んだりするのは当然のなりゆきといえるでしょう。口数が減ると、脳を使わなくなるので、ますます本物の認知症に近づくことになります。

なかには、内心、自分は同じ話を繰り返しているのではないか、自分が物忘れをよくすることを家族も気にしているのではないか、などと人知れず気にしている人もいます。ですから、たとえば同じ話を繰り返すときは、この前もそんな話をしていたね、と冗談めかして優しく伝えると、本人は「あ、そうか、気をつけなくては」と気づいて、注意しながら話そうと意識するようになります。いずれにしても、「ご本人が最も不安でデリケートな状態におかれている」ことを、ご家族はぜひ知っておいてほしいと思います。

そして最も大切なことは、早期の記憶障害の段階であれば、認知機能を戻し、認知症へすすむのを阻止することが十分可能であることです。早期の記憶障害とはどういう状態なのか、専門家でも判断の難しい場合もありますが、以前と比べて物忘れが多くなった気がするなど、本人やご家族が気づいたらなるべく早めの受診をお勧めします。

「親身になって診てくれる、優しいかかりつけ医」に相談しましょう。

受診の際には、本人の普段のようすをよく知っている家族などの話が診察に役立ちます。物忘れが多くなったのはいつごろかなど出来事を、メモしておくとよいでしょう。睡眠時間、食事内容、好き嫌いの有無など、普段の生活のようす、性格、既往歴、服薬の種類が分かる「お薬手帳」も必ず持参してください。2章で取り上げる、多剤服用によって認知症と似た症状のあらわれる患者さんが認知症と間違えられると、治療法も間違えられる可能性が高くなるからです。

「空白の時期」は予防対策を前向きに

認知症患者の診察に日々あたっている私は、日本の認知症医療を考えるうえで見すごすことのできない問題があることに気づきました。先にも触れた医療体制の整備されてない「空白の時期」です。

前項でご説明した「軽度認知障害（ＭＣＩ）」と診断されてから認知症を発症するまでの期間がその時期にあたります。

早期診断・発症前診断についてはさまざまな神経心理検査、ＭＲＩ検査・ＰＥＴ検査などの画像診断、血液検査によって病気の状況を把握するバイオマーカーの測定により高い精度が確立されています。しかし、仮に早期診断がなされたとしても、この時点における医療のサポート体制が整備されていないのはいったいどういうことなのか、疑問に思えてなりません。

日本認知症学会が作った「認知症疾患診療ガイドライン２０１７」では、ＭＣＩの段階では日常生活動作（ＡＤＬ）は自立しているため、日々の介護は必要ないとされ、早期診断のための検査を行うことを推奨していません。

しかし、初期の軽度認知機能障害であれば、認知機能の改善は十分可能とされているわけですから、この段階で医療はしっかり介入すべきです。

本書では今以上に認知機能を低下させない方法として、腸活習慣をはじめ、ストレスをため込まない、十分な睡眠時間を確保する、薬に頼りきりの生活を改める、適度な運動といった生活習慣を身につけることをおすすめしています（4章参照）。本来ならば、かかりつけ医、家庭医がそのあたりをサポートするのが理想と考えています。

またアルツハイマー型認知症をとらえる上では、遺伝要因にも着目すべきと考えます。しかし「認知症疾患診療ガイドライン２０１７」では、早期診断と同様の解釈対応であり、遺伝子検査「ＡＰＯＥ遺伝子多型」のルーチン検査は控えるべきであるとされています。

一方アメリカでは、インターネット上で「ApoE4.Info」という、ソーシャル・ネットワーキング・ウェブサイトが立ち上げられています。精力的に活動が行われ、ＡＰＯＥ遺伝子多型診断が有効活用されています。

多くの病気にゲノム医療（遺伝子医療）が情報通信技術・ＡＩの進歩と相まって、予防・診断から治療にいたるまで有効活用されようとしている現代において、今後の早急な展開が期待されるばかりです。

いつもと違うことに気づいたら受診を

高齢のご家族との会話の中で、「物忘れが多くなった」と感じることがたびたび起こるようになったら「すわっ認知症か？」など心配になりますね。頻繁になると聞いている側もイライラして「また忘れてる、しっかりして！」となじったり文句を言いたくなります。しかしそんなときこそ、話の内容を注意して聞いてあげてください。認知症のサインかもしれないからです。本人にとって、そんなときは「近くにいるご家族」が頼りです。

たとえば、今日は一緒にスーパーへ買い物に行ったのにすぐ思い出せない。昨日買ったばかりなのに、また同じものを買ってきた。数日前に、友人と映画を観にいったのに、どんな映画を観たかではなく、映画を観たこと自体を忘れている。これらはエピソード記憶が障害された状態です。

エピソード記憶とは、いつ何があったのかという記憶のことで、認知症か否かを判断する上で重要な判断材料となります。

また物忘れだけではなく、なんとなく元気がない、口数が少なくなった、食欲がなくなった、入浴をめんどうがり何日も入浴しない、外出しなくなった、買い物好きだった人なのに近所の店にも行きたがらなくなった、身なりに構わなくなった、以前は片付け上手だった人が、最近は使ったものを元の場所に戻すことができなくなり、置きっぱなしにすることが多くなった。などなど、生活の中で以前と違うなと感じることが複数ある場合は、親身になって優しく接してくれるかかりつけ医の受診をおすすめします。かかりつけ医がいない場合は、最寄りの地域包括支援センターや、役所の高齢福祉課に相談してみましょう。

受診を拒むときは応援を依頼

周囲がご本人のいつもと違うようすに気づいたとしても、認知症がある程度進行すると、ご本人は自分はいつもと変わらない、忘れていない、病気ではないから病院に行く必要はないと、受診を拒む場合も少なくありません。受診が遅れると、症状が進行して病気をこじらせてしまうこともあります。

ですからなるべく早めの受診をお勧めしているのですが、本人が嫌だというものを無理に連れていくのは逆に病状を悪化させる原因にもなります。けっして無理強いはしないでください。

たとえば「脳の健康診断に行きませんか」など、病院はご本人が嫌な思いをする場所ではないことを伝えるのもよいでしょう。

それでも受診を拒む場合は、地域包括支援センターに応援を頼み、こういうケースに慣れている専門職に付き添ってもらうことも考えましょう。

介護福祉の困りごとは、どんなささいなことでも地域包括支援センターへ相談することをおすすめします。

2章

薬に振り回されてはいけない

多剤服用が認知症をつくっている

「最近物覚えが悪くて……」「どうもウチのお父さん、認知症みたいで……」「うつっぽいんだけど」。物忘れ外来の門を叩く方はこんなきっかけがほとんどです。診察室で、私がまず確認することといえば、「お薬手帳」「生活習慣」「飲酒・喫煙の有無」です。なぜすぐに認知機能検査をしないのかと思われるかもしれませんが、生活習慣を紐解いていくと、認知機能の低下につながるようなことが次々に出てくるからです。それらは認知症を診断する上で、貴重な情報となります。

なかでも最近とてもよく遭遇するのは、多剤服用（ポリファーマシー）の方です。日常に服用する薬が多いために、その副作用によって認知機能の低下をはじめ、抑うつ、ふらつき・転倒、せん妄、食欲低下、便秘、尿失禁・排尿障害などの症状が現れます。薬剤起因性老年症候群とも呼ばれ、厚生労働省のホームページでも注意喚起していますし、マスコミでも取り上げるようになってきました。

高齢になると、高血圧や糖尿病などさまざまな病気を抱えて内科を中心に複数の診療科を受診することになります。そして受診のたびに薬を処方されます。医師に「最近は胃の調子がどうも……」と相談すると、では胃薬を出しておきましょう。「おしっこの出も悪くて……」では排尿を促す薬をと、医師は生活のようすや詳しい症状を聞くこともなく、いとも簡単に薬を処方してしまいます。どのような病気でも薬さえ出せば治療できると考えられ、今日までそのやり方が漫然と継続されてきた結果、特に高齢の方へのしわ寄せとなっているのです。

ポリファーマシーの大きな弊害は、認知機能を下げてしまうことです。誤って認知症の患者さんに処方する薬を出してしまうと、本物の認知症へ導くことになりかねません。ですから私は、生活習慣を詳しく訊き「お薬手帳」をチェックすることがまず一番大切であると考えています。

認知機能低下に影響する薬とは

ポリファーマシーが社会問題になるなかで、多剤ではなく単体で認知機能を低下させる薬も存在します。それはいったいどのような薬なのか、一覧にしてみました（表1参照）。

表を見るとわかるとおり、認知機能に影響を与える薬の種類はたくさんあります。

さまざまな薬剤に含まれるものに、抗コリン薬があります。これは、副交感神経の働きを抑制する抗コリン作用をもつもので、たとえばパーキンソンの薬、うつ病の薬、排尿障害の薬にも含まれています。かゆみ止め、アレルギーを抑えるヒスタミンＨ１受容体拮抗剤にも使われています。またＨ２ブロッカー、ＰＰＩと呼ばれている胃酸の出すぎを抑える制酸剤である胃薬も、認知機能に悪影響を与えます。

逆流性食道炎のときは、胃酸を抑えるために制酸剤の服用は必要です。しか

薬物 クラスまたは 一般名	代表的な一般名 すべて該当の場合は 無記載	主な副作用・理由	推奨される使用方法
三環系抗うつ薬	アミトリプチリン、クロミプラミン、イミプラミンなど、すべての三環系抗うつ薬	認知機能低下、せん妄、便秘、口腔乾燥、起立性低血圧、排尿症状悪化、尿閉	可能な限り使用を控える。
パーキンソン病治療薬（抗コリン薬）	トリフェキシフェニジル，ピペリデン（アーテン、アキネトン、パーキン etc）	認知機能低下、せん妄、過鎮静、口腔乾燥、便秘、排尿症状悪化、尿閉	可能な限り使用を控える。 代替薬：Ｌ－ドパ
排尿障害治療薬	抗コリン薬	尿閉、認知機能低下、せん妄のリスクあり	可能な限り使用しない。 代替 β ３刺激薬 etc
ヒスタミンH1受容体拮抗薬（第一世代）	すべてのH1受容体拮抗薬（第一世代）	認知機能低下、せん妄のリスク、口腔乾燥、便秘	可能な限り使用を控える。
ヒスタミンＨ２受容体拮抗薬	すべてのＨ２受容体拮抗薬（胃薬制酸剤）	認知機能低下、せん妄のリスク	可能な限り使用を控える。特に入院患者や腎機能低下患者では、必要最低限にとどめる。
ベンゾジアゼピン系睡眠薬・抗不安薬	フルラゼパム、ハロキザゾラム、ジアゼパム、トリアゾラム、エチゾラムなどすべてのベンゾジアゼピン系睡眠薬・抗不安薬	過鎮静、認知機能低下、せん妄、転倒・骨折、運動機能低下	長時間作用型は使用をするべきでない。トリアゾラムは健忘のリスクがあり使用するべきでない。他のベンゾジアゼピン系も可能な限り使用を控える。使用する場合、最低必要量をできるだけ短期間使用に限る。

表１　認知機能に影響をあたえる薬剤『安全な薬物療法ガイドライン 2015』日本老年医学会

し問題なのは、逆流性食道炎になった患者さんが制酸剤を一時的に服用した後、服用後の症状を詳しく診ることなく漫然と「変わりないですね。では前の薬を出しておきますよ」と、当たり前に行われていることです。そういうことが積み重なって、たくさんの薬を飲んで、体をむしばんでいるのが現状です。

気軽なコンビニ受診の弊害

多剤服用（ポリファーマシー）を招く要因は、医療提供側にあることは間違いのないことですが、それを受ける患者さん側にも考えていただきたいことがあります。

コロナ禍が生じる前にはごく普通に行われていた、あたかもコンビニに行くかのごときコンビニ受診もその一つです。たとえば軽い靴擦れを起こして来院し、レントゲン検査と薬を強く希望する患者さん。特に検査は必要ないにもかかわらずＣＴ検査をして病名と薬の処方を要求する、まるでコンビニにＣＴを買いに来たような患者さん。あの医者は気に食わない、嫌いだからという理由で次々と別の病院に駆け込むなど、医療の意味をはきちがえている患者さんも少なくありません。

気軽に病院を転々とすることで患者さんに何が起こるかというと、一つの病気でも受診のたびに違う薬を処方されることがあるため、結果としてポリファーマシーにつながるのです。これは日本でのみ見られる現象です。

また私は診察室で患者さんの生活習慣を詳しく訊くのですが、患者さんやご家族の薬に対する関心のなさを強く感じます。

たとえば普段の生活で食べるものにはすごく神経質でも、ご自身やご家族が飲んでいる薬には無頓着な方がとても多いのです。どうぞこの機会に、処方された薬はどういう薬なのか、目的は何なのか、学んでほしいと思います。それを指導するのが医療者のつとめであると考えています。診察室では、薬のことを納得のいくまで医師に訊ねてほしいと思います。

高齢者はいろんな病気に悩まされています。本当は病気ではなくても、高齢者というだけであたかも病気をかかえていると勝手に思われている。結果、薬をいっぱい飲まされている、飲んでしまっているというのが日本の医療の現状です。たくさんのご高齢の人を診ていると、最近は診療室ですぐにポリファーマシーであるか否かがみえてきたように思います。

薬の減量で激しい症状緩和へ

ここで、私が実際に遭遇した典型的なポリファーマシーの方の例を紹介します。

89歳の男性で、アルツハイマー病を患っていました。

長谷川式スケールはHDS―R：13／30点、遅延再生2点でした。

この方は症状の変化にかかわらず、生活習慣病薬を中心とした大量の投薬が漫然と継続されていました。主治医が17種類の投薬を行っていた以外に、抗ヒスタミン剤、向精神薬を含め6剤、合計23剤の長期投与がなされていました。

そこで私は病状に即して薬を3分の1にまで減量したところHDS―R：22／30点、遅延再生4点まで改善し、ご家族の介護負担も軽くなっています。

この患者さんは、高齢者のポリファーマシーの典型例といえます。これこそが医療連携のなかで見落とされがちで、認知症と誤りやすい、認知機能低下の原因になっていると改めて思います。

求められる専門医と家庭医のチームプレー

高齢化に伴い、たくさんの病気を抱え、さまざまな医師から盛りだくさんの薬が処方されている患者さんに度々遭遇します。医者は往々にして「足し算は得意でも引き算は苦手な生き物」とよく言われます。処方を追加するのは簡単でも、一度処方された薬をやめることはとても難しいのです。

さらに悪いことに、副作用ですら薬で治すなどということもよく見かけます。医師同士が、おのおのの投薬をチェックすることが少ないために、ポリファーマシーが横行しているのです。これこそが地域医療の現実といえるでしょう。各領域の専門性を生かしつつも、主治医と家庭医および専門医との連携が必要と考えます。

抗認知症薬が認知症悪化の原因になることも

ポリファーマシーが増加する一方で、認知症を改善するために開発された薬を医療者が正しく処方できないでいる事態も見逃せません。結果として、認知症の行動・心理症状（ＢＰＳＤ）が悪化してしまい、難渋されているご家族が増えているのです。

認知症の症状にダイレクトにとどく抗認知症薬は、病気そのものを治すだけではなく、暴力や暴言、興奮、幻覚、せん妄、徘徊などの行動・心理症状を緩和するための薬です。どのような薬があるのか、具体的にみていきましょう。

日本で認可されている抗認知症薬は、４剤あります。ドネペジル、（商品名はアリセプト）、ガランタミン（レミニール）、リバスチグミン（イクセロンパッチ、リバスタッチパッチ）、メマンチン（メマリー）です。核になる３剤は、ドネペジル、ガランタミン、リバスチグミンです。

抗認知症薬の効き目を誠弘会池袋病院脳外科医・平川亘先生は「アリセプトは斧のような切れ方。リバスチグミンは鋭いナイフのような切れ方。一方、ガランタミンは比較的マイルドな薬でハサミのような切れ方」と表現しています。

抗認知症薬はこのように、実際の治療の現場で諸刃の剣だということをきちんと理解して投薬をしていかなくてはなりません。しかし、患者さんの生活や症状をきちんと診ずに不適切な量を投薬してしまい認知症をこじらせている症例が後をたちません。

認知機能の低下を後押しする「増量規定」

抗認知症薬を処方する際に、ある問題があります。それは「増量規定」です。

患者さんやご家族には聞きなれない言葉だと思いますが、不適切な投薬が横行している背景には、このような問題があることを知っておいてほしいと思います。

日本で最初に開発された抗認知症薬のアリセプトは、国内で認可されたとき、「増量規定」という規則が設けられました。患者さんの症状に関係なく、製薬会社の決めた用法・用量にしたがって増量しなければならないというものでした。アリセプト以外の後発薬にも同様の「増量規定」が設けられました。具体的には1週間、2週間の間隔で、どの患者さんにも徐々に増やしていくというのが厚生労働省の指導です。

多くの医療者は、一人ひとりの患者さんの症状をきちんと診ずに「増量規定」を忠実に実行してしまい、その結果、認知機能の低下で寝たきりになった、暴言、暴力、興奮などの行動・心理症状が激しくなった患者さんも少なくないのです。

望むべくは適切な投薬！

そういったなかで、私はあえて、日本人に合わせた少量投与を推奨していま

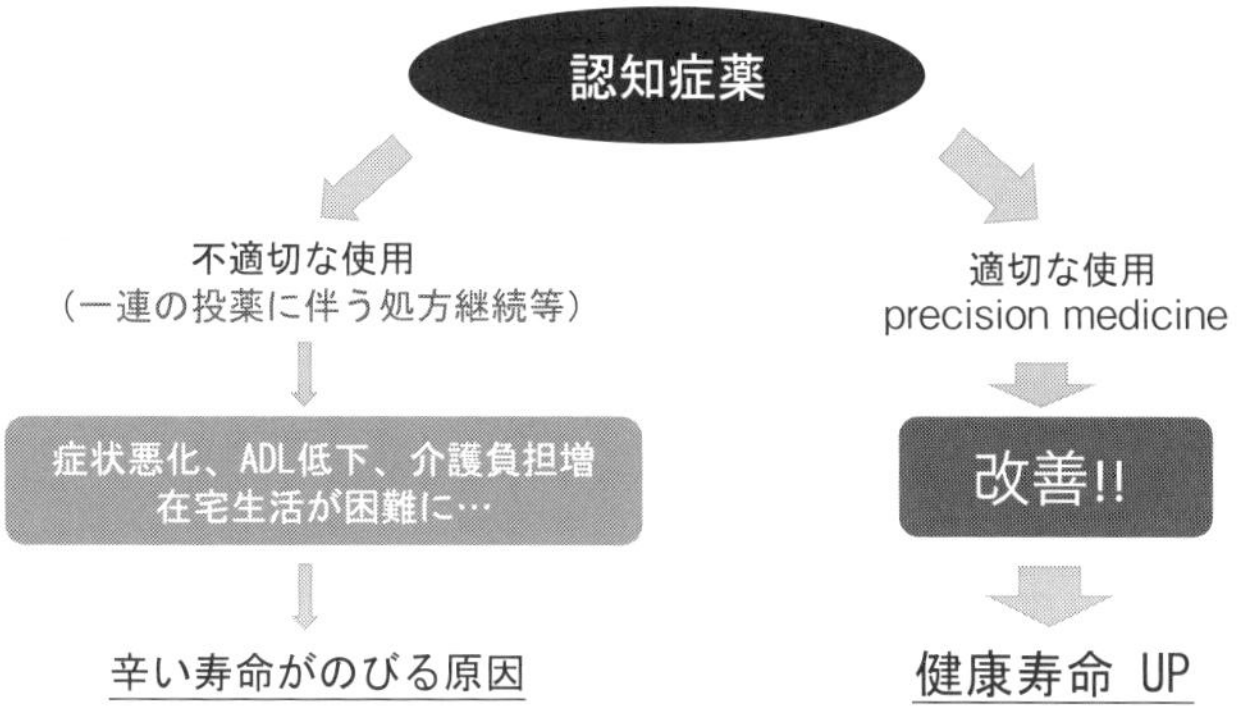

図３　投与の吟味が肝心

す。最初は、いろんな先生や調剤薬局の薬剤師さんにさんざん叱られました。少量投与などというのはあり得ないのだと。ところが全国に日をやると、心ある医者は、少量投与が適正であると考え、この方法を進めています。

調べてみましたら、２０１６年の６月１日に、少量投与は容認するという通達を、実は厚生労働省が出しています。しかしどうも普及しているようにはみえません。

私の投薬の考え方は、その人に見合った量の見極めをしていかなくてはいけない、それに尽きます。これまでの経験でいうと、増量規定を鵜呑みにすると、たいてい症状が悪化していきます。

適切な投薬と治療によって、記憶障害などの中核症状も、ご家族が難渋するような行動・心理症状も改善します。

また図3のように、適切な投薬がなされているか。「辛い寿命をのばすのではなく、適切な投与で健康寿命をのばす」ということを念頭に治療に携わっていかなくてはいけないと思っています。

不適切な治療に目を伏せてしまうと「辛い寿命」を延ばすだけで、決して良いことはありません。

WHOは2000年に、健康寿命という新しい概念を提唱しました。寝たきりや介護などを必要とせず自立した生活をおくる生存期間のことです。健康寿命と平均寿命の差が短いほど、寿命の質が高いとされています。

ちなみに2016年の調べで、日本男性の平均寿命と健康寿命には8・84歳の開きがあります。女性は男性より長く12・35歳とされています。それをいかに縮めるかが医療者の腕の見せどころといえるのではないでしょうか。

3章

チーム力で脳を再生させる!

稲葉流治療法

その人に合った治療法を工夫する

治療を行う際は、どのタイプの認知症なのかを見極めた上でとりかかります。当たり前だと思われるでしょうが、実は患者さんがどの認知症を患っているのかを見極めることなく投薬し、悪化させてしまう医療者も少なくありません。

何といってもまず重要なことは、レビー小体型認知症なのか、前頭側頭型認知症であるかどうかを、きちんと見分けることです。なぜなら、この二つの病態は、他の認知症と比較して治療方法に注意を要します。

レビー小体型認知症も前頭側頭型認知症も記憶力の低下があることは間違いないのですが、物忘れがあるというだけで薬を出してしまうと、この二つはたいてい症状が悪化してしまいます。

また物忘れが強いというだけでアルツハイマー型であると診断し、アリセプトを定量投薬すると、激しい症状が現れます。アリセプトは興奮系の薬剤だからです。私はそれを見極めた上で、ごく少量ずつ投薬しています。

レビー小体型認知症の方は薬剤過敏症ともいえるくらい、ものすごく薬がよく効きます。パーキンソン病と同じような病態ですので、そのへんをよく見極めたうえでの少量投与が肝心です。通常量を投与すると確実に悪くなるので要注意です。

リバスチグミンという張り薬は、4・5ミリグラムが最低量です。私は明らかにレビー小体型認知症と判断したら、もっと少ない、ごく少量から始めます。たとえば身長が130〜140センチメートル、体重が30〜40キログラムくらいのおばあちゃんに4・5ミリグラム出すと確実に効きすぎます。その人に見合った投薬量を見極めるよう注意しています。

また、私が治療を行う上で大事にしているポイントに「ご家族が負担になっている症状を軽くする治療を優先させる」があります。なぜなら、ご家族の負担が重くなり、万一介護できなくなってしまったら、患者さんの病状はさらに悪化するからです。

《主なタイプ別の特徴と治療法》

■アルツハイマー型認知症

大脳皮質や海馬中心にタンパク質のゴミであるアミロイドβが蓄積、さらに神経細胞内にタウタンパクが蓄積することから、その部分の脳神経が正常に働かなくなると考えられています。

【特徴】物忘れが強い／妙に明るい／言い訳が多い／振り向き現象／料理が作れない／鍋を焦がす

〈薬の投与〉抗認知症薬少量・維持がよい／投与量が多いと怒りっぽくなる、認知機能・運動機能の悪化がみられる

■脳血管性認知症

脳梗塞や脳出血などにより脳血管障害が起こり、認知症を発症します。身体の半分だけが障害される片麻痺や言語障害を伴うことがあります。発作的に起こる場合と、大脳皮質に慢性的に循環器障害が起こる場合もあり、後者は緩やかに進行します。

【特徴】夜間徘徊／昼夜逆転／せん妄／記憶障害があっても人格、判断力は保たれている
〈薬の投与〉いずれの治療薬も効きにくい

■前頭側頭型認知症・ピック病
脳全体が萎縮するタイプとは異なり、前頭葉や側頭葉の前方が萎縮します。
【特徴】わが道を行く（横柄・わがまま）／怒りっぽい／暴力／万引き／ゴミ屋敷／不潔／時計が描ける／道に迷わない
〈薬の投与〉原則として、行動・心理症状の改善を優先させる。穏やかに過ごせるようになってきたら、認知症薬の投与を検討する。

■レビー小体型認知症
脳全体に、「レビー小体」という物質が沈着して発症するパーキンソン病の兄弟疾患です。
【特徴】パーキンソン病的症状があらわれる／小刻み歩行／体の傾き／レム睡眠行動障害／体重減少／生々しい幻視／失神／便秘／頻尿／薬剤過敏
〈薬の投与〉リバスチグミンごく少量・維持がよい

みるみる意欲がわく「グルタチオン注射」

認知症と向き合うなかで、治療薬について多くのことを学びました。工夫次第で患者さんをよい方向に導くことができる。「グルタチオン」もその一つです。日本では、かゆみ止めや肝臓がちょっと疲れたなというときにも使用されている抗酸化作用のある注射薬です。美容皮膚科でもたくさん使われています。海外では、イタリアのサッサリ大学、アメリカの南カリフォルニア大学（ＵＳＣ）でも使われ、研究されています。

私はこれを許容量ではなく、保険診療のほぼ10倍の量を使用します。不足した神経伝達物質を活性化するため、パーキンソン病や、レビー小体型認知症、アルツハイマー病にもかなり効果のあることが分かってきました。単なる老化で認知症ではない方でも、グルタチオンを投与すると機能が改善します。ところが保険適用外であるという検討課題があります。

使用方法は、一回注射すると驚くほど回復しますが、数日で効果は失われ、

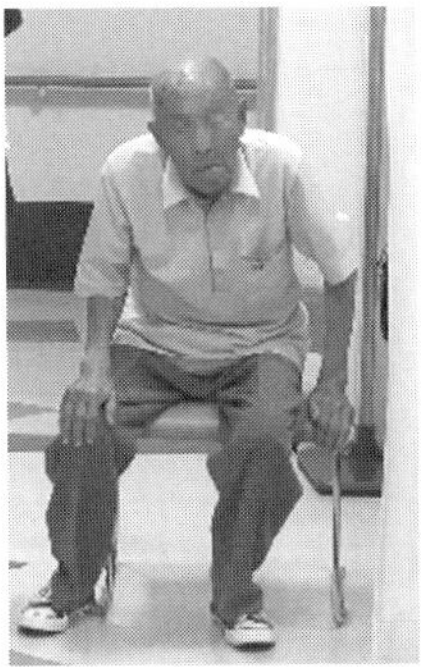

写真7-1

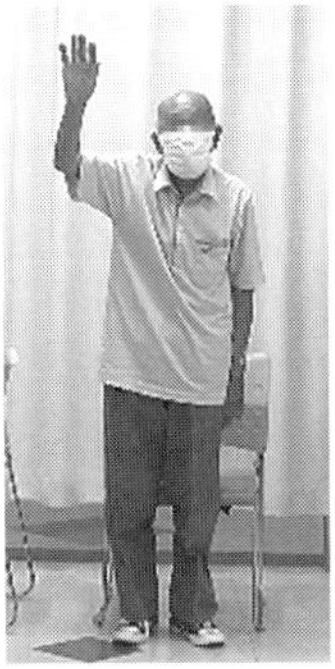

写真7-2

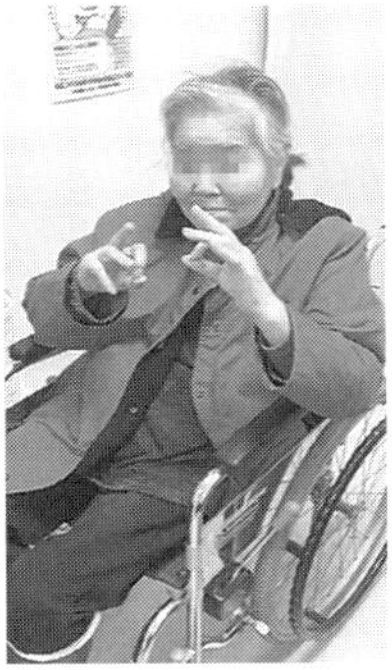

写真6-3

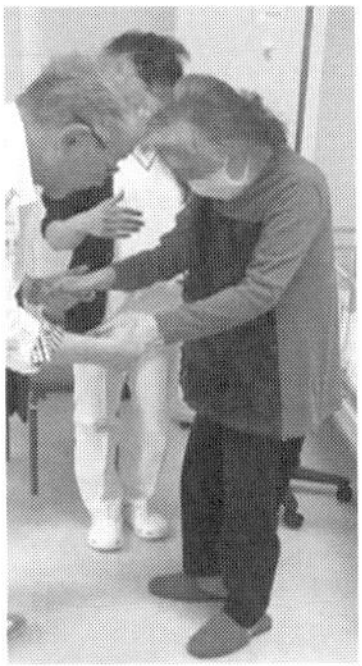

写真6-4

すべてが丸く収まるというわけにはいきません。週一、二回、注射を半年、1年継続することによって効果が得られます。グルタチオン注射の前と後について、何人かの改善例をご紹介します。

77歳の女性。認知症ではなくて、せん妄という状態で認知機能が低下しました。当初は立ち上がることができませんでした。指の動きは、オーケーは出せますが、キツネ模倣はできません（写真6－3）。グルタチオン注射を使うと、驚くべき回復力を見せられました。一時間後には立ち上がりました（写真6－4）。

93歳、アルツハイマー型認知症の方です。最初はぼうっとしていた方です（写真7－1）。注射した直後に積極性が出てきました。歩き方はそんなに変わりませんが、かなり認識できる力が生まれてきました（写真7—2）。

みなさん、頻回に来院されて、どんどんお元気になっています。

家族の協力と治療効果の法則

認知症の人のご家族や周りの方々の協力を得られることが、診療を行う上でいかに重要かということを、日々強く実感しています。医療者が適切な処方やアドバイスを試みても、日常生活での協力や観察がなければ次のステップにつなげられないからです。ご家族の具体的な協力内容としては、患者さんの自宅でのようすを日誌形式で克明に記入したノートを持参されることもあり、次回からの治療に大変役立ちます。

そこで私は、「介護者のかかわりが認知機能にどのように影響するのか」を分析するため基準を設けました。

「治療内容と普段の生活ぶり」をどの程度理解しているかについてA～Dに

家族の状況				治療効果			
理解あり	A	協力なし	A′	A	70%	A′	50%
普通	B	なし	B′	B	60%	B′	40%
なし	C	なし	C′	C	40%	C′	30%
独居	D	なし	D′	D	40%	D′	30%

表2　家族協力と治療効果

ランク付けし「協力のない介護者」をそれぞれAダッシュ〜Dダッシュとしました（表2）。診察において毎回、この家族の患者さんへのかかわりはどうだったか、と考えるわけです。診察ごとの状況判断も省けて診察と説明が円滑に進みます。

「どんな病気なのか」「何のための薬なのか」「何に気をつければよいか」などを知らなかった、はたまた知ろうとしないというご家族が実は多いのです。当たり前のことですが、認知症医療において介護者への説明は特に重要な診療の一つです。この結果を検討し認知症にかかわるすべての人に介護者が十分に理解することの必要性を提唱したいと考えています。診療を積み重ねていくうちに、最近では「認知症家族のための専門外来」も必要だと思うくらいです。

施設に入所したら施設職員におまかせでいい？

哲学者の森岡正博氏は、著書『無痛文明論』（発行：トランスビュー）のなかで、こう表現しています。「快楽を求め、苦しみを避ける方向へと突き進む現代文明、その流れの中にどうしようもなく飲み込まれ、快楽と引き換えに「生きる意味」を失う」。

まさに現代医療の悪しき場面があてはまります。

たとえば施設に認知症の人が入所した場合、足しげく通ってくれるご家族もいますが、顔も見に来ない、預けっぱなしという例もあります。それは違うと思います。高齢化社会における悪しき現状です。施設での生活に慣れたかなとか、認知症の症状は進んでないかなど、ご本人に寄り添って、その痛みを施設職員、家族で支えていかなくてはなりません。私は高齢者・認知症の人たちに接する時、「その人の生きる意味を大切にしたい」と常に思って診療しています。

私が認知症と格闘するようになって4年の間に、ご家族の協力を得ながら驚くほど改善した症例があります。重い認知症の方も含め、詳しく紹介していきます。

アルツハイマー型で独居を安定継続できるまで　症例1

70代半ばのKさん（男性）が娘さんと一緒に来院されました。娘さんはKさんと同じ市内に住んでおり、月に1～2回、会っています。

娘さんによると、Kさんは4カ月前より、しまい忘れ、約束忘れの症状があり、本人から異臭がするほか、もの盗られ妄想（預金通帳）があり、趣味の大工仕事をしなくなったと話します。20年前に禁煙し、飲酒もありません。初診のときは、介護保険申請はまだしていませんでした。

Kさんが診察室に入ってこられた時、私は「脳の健康診断ですよ！」と声をかけました。「脳の健康診断ですよ！」は、外来診療でご家族が「認知症」や「もの忘れ外来」という言葉を希望しない場合、使わない方がよいと判断される場合に用いています。

Kさんはこちらの質問に対して、「取り繕い」「振り向き」が多くみられました。昼夜逆転はありません。物盗られ妄想などの行動・心理症状があります。さらに詳しい検査の結果、アルツハイマー病と診断しました。

処方は抗認知症薬のドネペジル、脳血流を増やすシロスタゾール、耐糖能異常に対しメトホルミン投与を開始。以降、ドネペジルを増量。シロスタゾールは飲みはじめて2〜3日で軽くズキズキするような頭痛が出ましたが軽快したため継続しました。

約半年間経過観察を行った結果、長谷川式評価スケールは、初診時のHDS—R：18／30から22／30へ改善。遅延再生：1／6↓4／6。もの盗られ妄想は消失。もの忘れが少なくなり、趣味の大工仕事は再開しています。

さらに日常生活関連動作（ADL）は、概ね自立できるようになりました。経過観察中に、娘さんとの関係性も良好となりました。わずかに頑固さが出て、落ち着きのない場面が見られたため、ドネペジルを増量しませんでした。同時に、娘さんに〝穏やかな対応〟が必要であることを説明したところ快く了承してくれました。介護者のかかわり度（61ページ参照）はAとなり、さらに快適な環境整備が必要であることを説明しました。

3年経過後、KさんのADLは部分介助こそ必要なものの、独居を継続し、安定した生活を送っています。Kさんの事例は、診療で最もよく遭遇するアルツハイマー病の典型例といえるでしょう。

アルコール性認知症から社会復帰へ向かうまで　症例2

44歳のMさん（男性）は、同居している女性と来院しました。仕事は事務職です。3カ月前から短期記憶障害があらわれ、徐々に回数が増えてきました。それに伴い、取引先との約束を忘れるなど仕事にも支障が出るようになりました。ものごとを計画的にやり遂げられないなどの遂行機能障害はないものの、時間、場所がわからなくなる見当識異常がみられました。また行動・心理症状は特にみられませんが、連日、飲酒を欠かすことができず自分を大きく見せる、見栄を張るなどの人格変貌があらわれるといいます。

記憶障害があらわれても昼夜逆転はなく、無断欠勤などもありませんでした。積極的に運動する習慣はないとのことでした。

各種検査の結果、血中ビタミンB_1低下もあり、飲酒による認知機能の低下または若年性アルツハイマー病と診断。ビタミンB_1補充とともに抗認知症薬のリバスチグミンとメマンチン、脳血流を増やしベトベト蛋白（アミロイドβ）を洗い流す目的でシロスタゾールを処方、屋外での運動、断酒、禁煙を指導しました。

【経過】初診から2カ月で長谷川式評価スケールは初診のHDS―R：23／30から26／30へ改善、遅延再生：2／6→5／6。取引先との約束忘れなど業務への支障も改善されました。

その後も徐々に改善が進みます。6カ月後、長谷川式評価スケールはHDS―R：28／30と大きく改善、遅延再生：6／6。リバスチグミン、シロスタゾール、メマンチンを継続しました。ちなみに、メマンチンは、中等度および高度の認知症における認知機能の進行を抑制する薬です。加えて「断酒効果」のあることを、誠弘会池袋病院の平川亘先生著書『認知症のかんたん診断と治療』から学びました。ガイドラインに書いてあるわけではないのですが、私もたくさんのお酒好きの高齢者に飲酒による認知機能への悪影響を考え投与しています。もちろん認知機能悪化抑制が主目的ですが、「なんか最近呑みたくなくなったんだよ」など、とてもいい結果が得られています。というわけでMさんにも投与しました。

Mさんの認知機能は徐々に改善し、就業面はほぼ支障なく行えるようになりましたが、上司との人間関係が原因で退社しました。断酒・禁煙には成功し、最近は散歩・ジョギングを習慣としています。

実父の強力なかかわりも得られ、初診から8カ月経ったところで、表情が柔和になったことが特徴的で、年齢を考慮した社会生活も可能です。介護者のかかわり度はAであり、非常に協力的です。

Mさんは診察の過程で、ＡｐｏＥ遺伝子測定（認知症危険遺伝子）、アミロイドβを検出するためのアミロイドPETCT検査を行い、いずれも陰性でした。アルコールに起因する認知機能低下で社会生活に支障が生じたケースです。年齢的には社会復帰を目指す必要のある、やや難しいケースでもありました。

治療の継続と、介護者の献身的な断酒と禁煙への働きかけによって、断酒、禁煙とともに成功しました。また運動の奨励により、自ら積極的に運動を習慣づけることによって生活習慣は改善、いまでは社会復帰目前と明るい希望がもてるようになりました。

4カ月後にレム睡眠行動障害が消失し、笑顔みられる　症例3

86歳の独居女性Sさんは市内に住む息子夫婦、ケアマネジャーとともに来院しました。要介護2と認定されています。

もともと4年前に「認知症疾患医療センター」でアルツハイマー病と診断され、以降、抗認知症薬のドネペジルとメマンチン、精神神経症状を抑える抑肝散を処方。その他、睡眠薬のトリアゾラム（ハルシオン）、抗不安薬のエチゾラム（デパス）、降圧剤ARB、Ca拮抗剤、胃酸を抑えるPPI、かゆみ止めの抗ヒスタミン剤（第一世代）、糖尿病治療薬をすべて継続投与されていました。

高齢で言葉少ない患者さんによくある診察風景として、毎回、受診時に「変わりなければいつもの薬を出しておきます」と言われ、2年間、投薬の内容に変わりなしでした。

そのあと、かかりつけ医へ転院します。食思不振、歩行障害のあるアルツハイマー型認知症の病名で、３年間通院していたところ日中は常に傾眠がちになります。近隣住民より「2カ月程前より、夕方から夜間にかけて近所を徘徊している」と報告があったとのこと。訪問看護により与薬・食事は何とか管理されていました。

ときどき泊まる息子さんの話によると、幻視や深夜に異常運動を伴う奇声（レム睡眠行動障害：ＲＢＤ）が確認されています。さらに1カ月ほど前から意識消失が2回起こり、救急病院を受診しました。ＭＲＩ、心電図、その他検査にて約3時間半費やしましたが、処置をすることもなく待機していると診察担当医から「異常ありません、お歳だからそういうこともあります」と言われ、ご家族共々帰宅しました。

私の外来診察時の所見としては、居眠り、右に傾く小刻み歩行、両手のふるえ、筋肉が固くなり動かしにくくなっている状態が認められました。さらに収縮期血圧が80〜90㎜Hgと低いことが特徴的でした。

各種検査を行った結果、レビー小体型様のアルツハイマー病と診断しました。

処方はまず抗認知症薬のドネペジルを徐々に減量し、リバスチグミンに変更。メマンチンも減量し、夕食後の抑肝散と抗パーキンソン薬のドプス、糖尿病薬のメトグルコを投与開始。抗不安薬、睡眠薬、降圧剤などの薬をすべて中止。グルタチオン１０００㎎／生食１００mL点滴静注で週１回継続（保険適用外）。

家族・介護者には過重な投薬の中止とともに穏やかな介護が必要であると説明しました。

【経過】初診時より４カ月経過で、長谷川式評価スケールはＨＤＳ—Ｒ：３／30から12／30、遅延再生：０／６→３／６。血圧は、88／58から収縮期血圧は１００以上へ。小刻み歩行は軽快し安定。意識消失は見られなくなりました。日中の傾眠、夕方から夜間の外出もなく、レム睡眠行動障害は消失、買い物や服薬管理など高度な日常生活動作（ＡＤＬ）は概ね自立。介護者のかかわり度はＡ。要介護認定は２から１へと変更されました。

私は、現在も患者さんとご家族に快適な環境を整えることの大切さを説明しつつ、見守っています。独居は2年が経過し、Sさんには笑顔も見られるようになりました。ご家族や地域の支えがあれば独居も可能であることを我々に教えてくれています。

症例3は、度々遭遇するアルツハイマー型認知症の加齢にともなうレビー小体化でした。プライマリケア医が気づくことなく、アルツハイマー型の診断だけで、漫然と抗認知症薬の投薬、抗不安薬、降圧剤の継続的な多剤投与が行われていました。いわゆるポリファーマシーのケースです。医療処置による認知症悪化（薬剤起因性老年症候群の一例）と考えられ、パーキンソン症状、レム睡眠行動障害、レビー様の病態が生じていました。

近所から苦情の出る家が、きれいに片付く　症例4

86歳のご夫婦が、息子の妻と来院しました。

半年ほど前から、ゴミを近所の家の前に置くようになり、苦情やいさかいが絶えなくなりました。市役所・地域包括支援センターの職員より、当院相談員

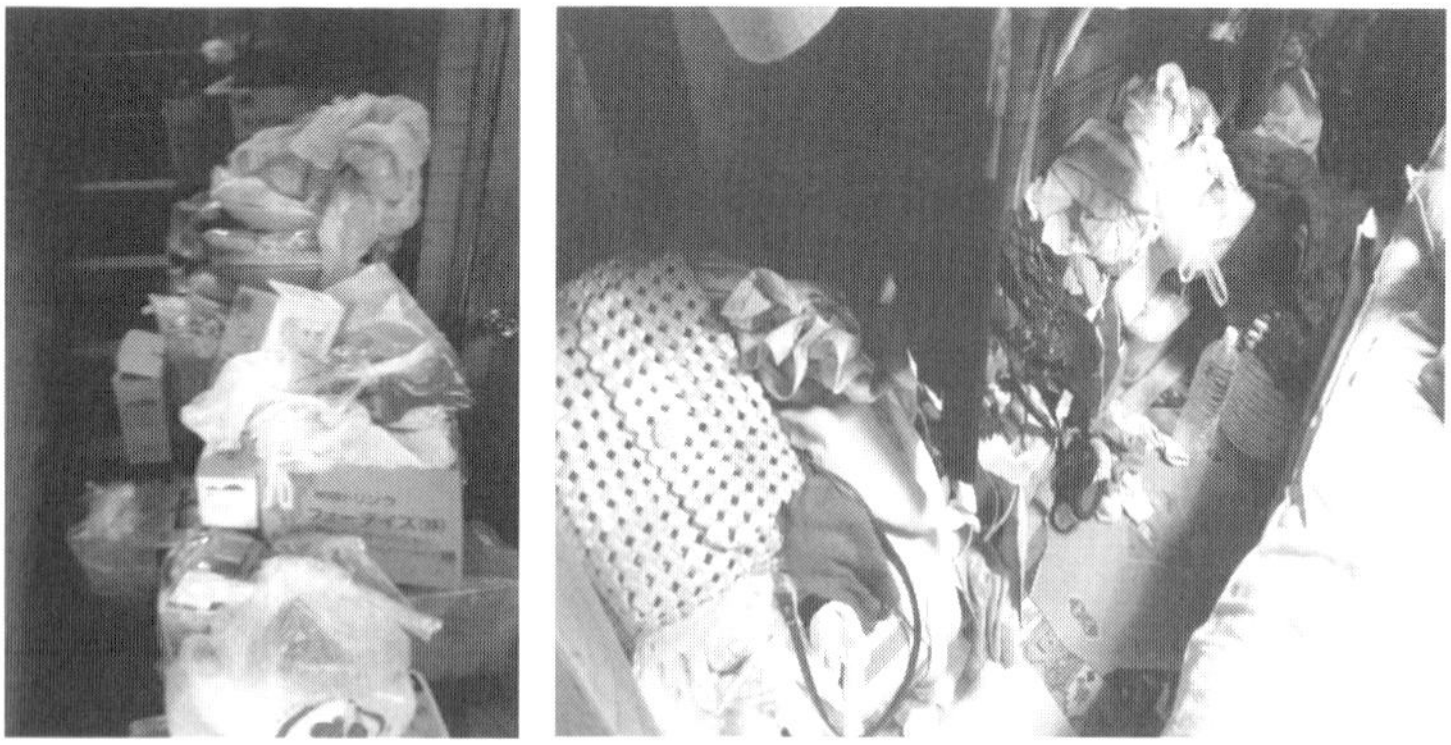

写真８　治療前

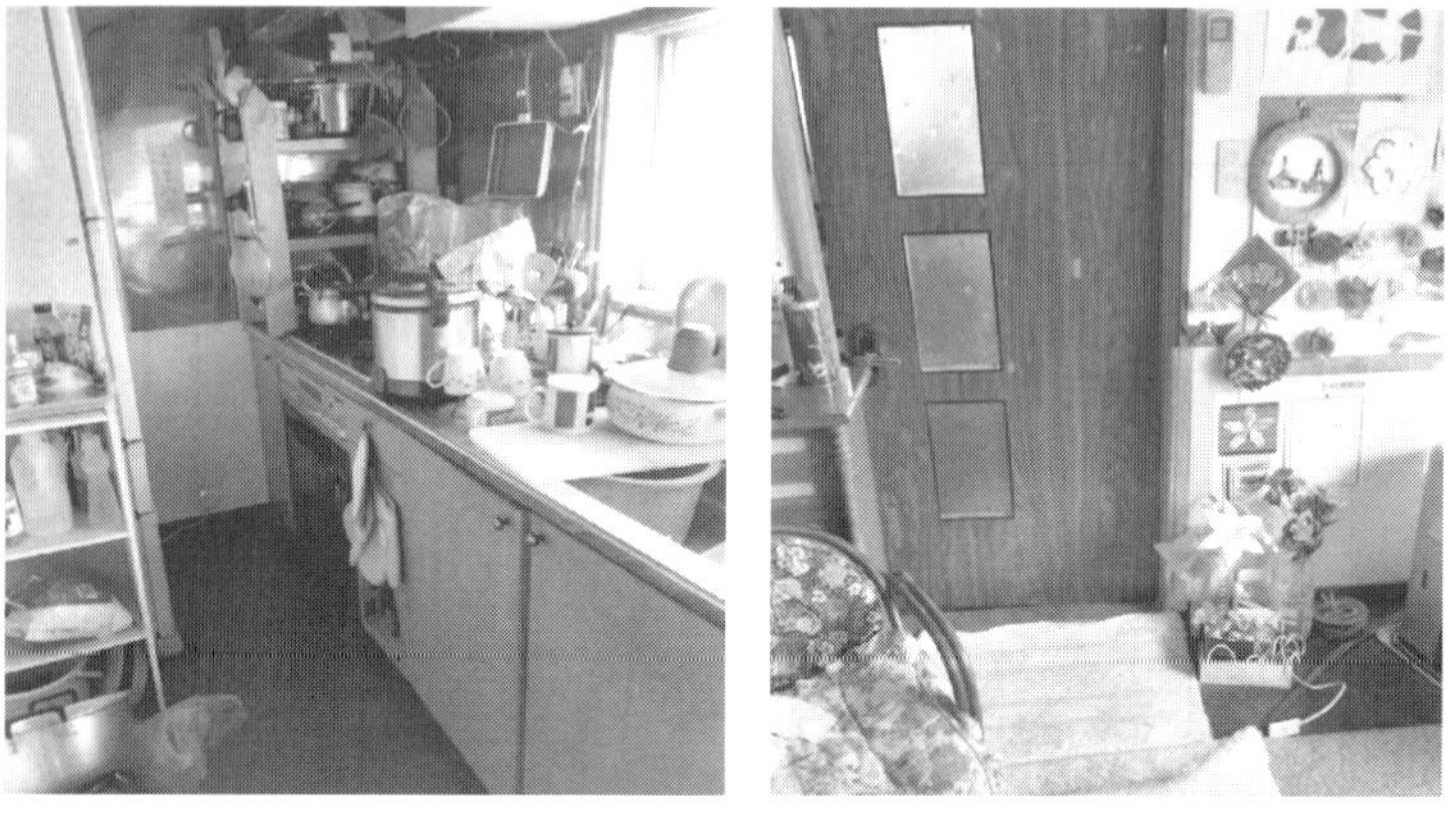

写真９　治療後

に問い合わせがあり、今回の受診にこぎつけたとのことです。

夫婦ともにカッとなりやすい性格で、息子の妻は診察中に「〝認知症〟などの侮蔑的な表現」を使わないでほしいと希望していたほどです。診察時、最初は穏やかでしたが、徐々にしびれを切らすような言動があらわれてきました。

診察は、「脳の健康診断ですよ！　ご協力ください」の、声かけから開始しました。夫婦の訴えを決して否定することなく、話に同調するよう注意しました。神経学的異常はなく、パーキンソン徴候もありませんでした。

各種検査の結果、症状は夫婦でとても似た状態で、記憶障害以外に自分勝手、だらしなさが主体でした。診察時、暴言・暴力はなく神経学的巣症状もありません。

診断は、前頭側頭型認知症の疑いとしました。

【経過】家庭医より抗認知症薬のアリセプト、抗うつ薬のサインバルタ処方とありましたが、受診後、投薬内容を次のように変更しました。

妻は精神神経症状を抑える抑肝散、興奮を抑えるチアプリドを処方し、アリセプト、サインバルタを中止。

夫も同様に抑肝散、チアプリドを処方し、アリセプト、サインバルタを中止しました。

2カ月～半年の経過で、妻は長谷川式評価スケールHDS―R：16／30から18／30、遅延再生：3／6（変化なし）。夫はHDS―R：13／30から15／30、遅延再生：0／6→1／6。本治療が奏功し近所との揉め事も改善。社会的支援の下、ゴミ屋敷と化していた部屋はきれいに片付き（写真9～12）、穏やかに生活しています。介護者のかかわり度はAです。

症例4は、いわゆるピック病（前頭側頭型認知症）の夫婦です。迷惑行為、ゴミ屋敷に対して地域包括支援センターが初動し、当院受診に至ったケースです。ピック病の場合、診療では「最初の言葉が肝心」で、言葉の選択を間違えると怒りっぽさを引き出してしまうことがあります。「受診者の言動は真実だ」という気持ちできちんと耳を傾ける必要があります。このケースでは、医療者・介護者との関係性を構築することにより、診断から治療（投薬）へ、さらに次のステップに進むことができました。

注意しなくてはならないこととして、抗認知症薬は最初から処方しない、またはごく少量投与が原則です。定型的に投薬すれば、興奮、易怒性を助長することがあります。このケースは行動・心理症状は陽性で、投薬はごく少量で安定しています。

４つの症例から伝えたいこと

認知症に携わる読者の方は「そうそう、あるある」とイメージがわいたかもしれません。４症例とも症状、診断結果は全く異なります。高齢者に多い認知症は診断基準だけでは理解できないさまざまな要因、生活習慣の問題、病気が隠れています。教科書どおりの治療ではなかなかうまくいかないことだらけです。特に症例３は、薬剤起因性認知機能障害で医療者による誤った治療の典型と言えます。日々の診療では「ちゃんと聴いて、ちゃんと診る」ことがとにかく大事であることを改めて実感しています。

もう一つ別の症例をご紹介します。こちらは、ご家族の献身的な介護により生きる力を取り戻したＦさんの、奇跡的な回復に至る記録です。

意欲を取り戻し、りんごの皮むきできるまで回復！　症例5

２０１９年7月、Ｆさんは言葉を発することも無く、重度の意識障害で、同居している娘さんに連れられて来院しました。知人の医師から紹介された方でした。

Ｆさんは２００７年、うつ病と診断されました。以降、数々の病院を受診した経緯があり、娘さんは涙ながらに話してくれました。

２０１０年、「うつ性混迷」により3回目に入院したときは、食欲が低下していたにもかかわらず、食事がとれないのは気分の問題であり気合を入れたら食べられると無理やりスプーンで口腔内に食べものをおし込まれることも度々あり、ますます食事ができなくなったとのこと。嚥下性肺炎を繰り返したあげく、気管切開し、胃ろう造設に踏み切らざるを得なかったと明かしました。

このまま入院させておいたら絶対後悔すると考えた娘さんたちご家族は、意を決して在宅療養を選択しました。在宅療養では訪問医療を受けていましたが、不随意運動が重くなりました。医師はベンゾジアゼピン系薬剤を含め、大量の抗精神病薬を処方していました。Ｆさんの症状を、鎮静させるだけの投薬だったことが推察されます。

初診時にはパーキンソニズム、レム睡眠行動障害があり、各種検査の結果、重度のレビー小体型認知症と診断しました。

ご家族には、それまでの鎮静化させるための治療ではなく、症状について一つひとつ診ていくことが大事であることを説明し、「一緒にお母さんの身体を回復させていきましょう」と励ましました。さらに1週間に1回の受診時には自宅でのお母さんのようすを詳しく教えてほしいと話しました。娘さんは、1週間の自宅でのようすを日誌にして受診の度に持参してくれました。そのことが、治療方針を立てる上で大変役に立ちました。

治療では、それまで処方されていた内服薬を

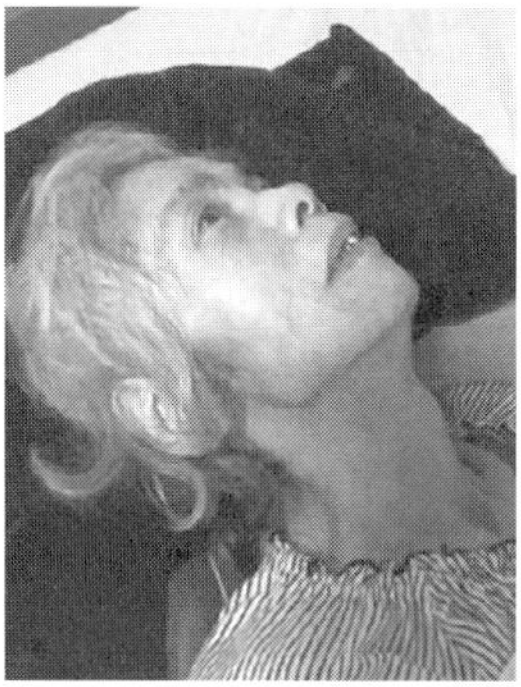

写真11　初診時の頃のＦさん

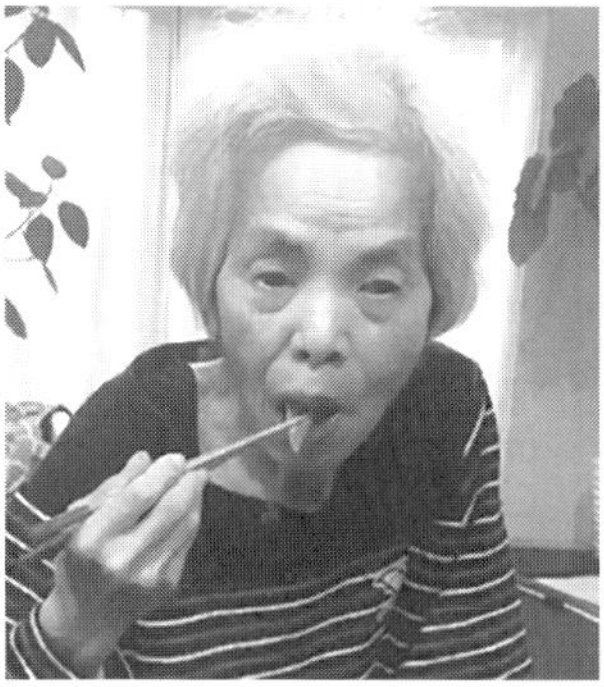

写真12　初診から約２年後、食事できるまで回復

整理、減量し「グルタチオン注射療法」を開始しました。しばらくすると、日中の覚醒時間が延長し、少しずつ会話ができるようになりました。またＦさんは胃ろうを造設されていますが、口から食べることも可能になりました。わずかながらでも、意欲の湧いてきたことがうかがえました。自宅では、それまで夜間に痰の吸引を何度もしていましたが、徐々に回数も減ってきたということです。

その後もグルタチオン注射を継続しました。効果は目に見えてあらわれてきました。驚くことに、計算問題や料理にも挑戦するようになり、ＡＤＬは顕著に改善してきました。

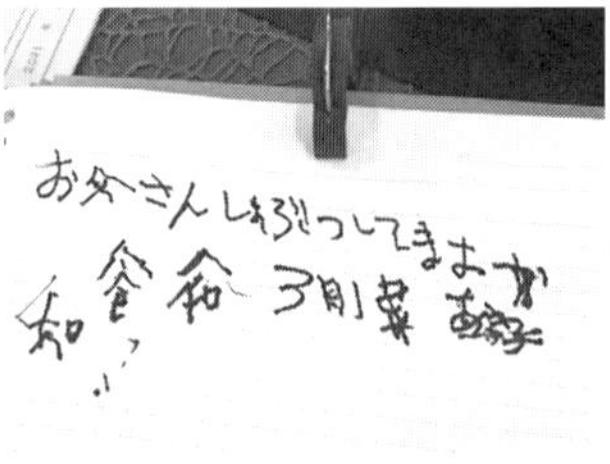
写真13　「お父さん成仏してますか」

２０２０年３月から、免疫プロテイン[*1]の投与を開始しました。便通改善や意識状態改善、覚醒時間の延長などの変化があらわれてきました。

自宅では不随意運動が少なくなり、夜間の痰の吸引は必要なくなったといいます。表情も穏やかになり、りんごの皮むきもできるようになったとのこと。

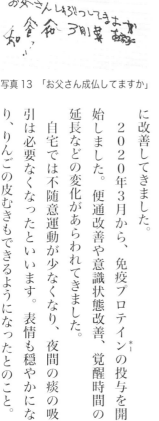

娘さんは包丁の使用は指先をケガするのではないか心配もありますが、それより母親が、ここまで明るく元気になったことがとても嬉しいと笑顔で話しています。

私が関わった経過中、ご主人がなくなり仏前に手を合わせ、写真13のように書いたとの報告を受けました。２０２０年12月24日クリスマスイヴに受診され、私が「僕の名前は？」と聞くと、突然「イナバー!!」と応えてもらえたことが私にとって最高のクリスマスプレゼントでした。

ＡＩは認知症を治療できるか

最近、ＡＩが医療に取って替わると言われています。認知症をＡＩで診断したら、常に客観的な視点で見て、データを基に定型的、定量的に診断処方がなされていくでしょう。しかし長期的には、患者に寄り添った診療、時には感覚的で抽象的な判断が必要な場合もあるでしょう。ＡＩには、果たして気持ちに寄り添うきめ細やかな対応ができるのだろうか、とも思います。

最近は、新型コロナウイルス対策として、認知症診療でとても大切なことができなくなっています。たとえば「ボディタッチ」です。「人と人の温もり」に、文字どおりの壁が一枚できました。「熱咳があったらデイサービスには来ないでください」「訪問は最小限にします」など、患者さんだけではなくその家族に対しても排他的、否定的になっている現実があります。命は守るべきです。守らなくてはなりません。しかし、その前に忘れてはいけない大切なことがあるのではないか。それがまさに実りある人生を紡ぐことなのではないかと思えてなりません。

へき地を診て世界を見る

私は冒頭でも触れたように2017年3月より、認知症の方々に「物忘れ外来診療」で深くかかわる機会を得ました。北海道の東地区はとりわけ医師不足が深刻で、医療崩壊の危機に瀕しています。

この地域で日々医療過疎の解消に奔走し、国から社会医療法人の認定を獲得するまでに至りました。社会医療法人とは、公益性の高い医療機関で、公的医療機関と並ぶ5事業（救急医療、災害時における医療、へき地の医療、周産期医療、小児救急医療を含む小児医療）を担う医療法人制度のことです。

ここで知り得た関心事は、〝若年性認知症とは高齢者の認知症とは別物である〟ということです。若年性認知症に脳血管性またはアルツハイマー型の単一病態が多い一方で、高齢者の認知症には混合型が多く、加齢により刻々と変貌していきます。

このような高齢者の特徴に対し、医療、介護の両面とも低い理解、乏しい知識によるかかわりでは病状を悪化させ、ADLの低下、ひいては向精神薬の乱用につながり、介護度の悪化・入院治療への移行を招くことになります。その結果、社会的費用の損失につながってしまうわけです。

この4年間で、物忘れ外来診療の経験から知り得た特に重要なポイントが4つあります。

1　適時、適切に評価する

中核症状としての物忘れ、実行機能障害を評価し、社会的な自立の可否を判断し、適時、適切に患者および介護者に指導、共有しなければなりません。実際には、多くの認知症患者に対する診断、障害の程度判断は初回のみで、投薬開始後は家庭医（プライマリケア医）に委ねられて評価されていませんでした。病状は、経過と共に刻々と変化します。初期診断、画像診断、バイオマーカーに偏り過ぎることなく、症候から判断することを優先すべきだということです。

2　非薬物療法としてのかかわり

行動・心理症状（ＢＰＳＤ）を丁寧に診て認知症の人の思いと心を大切にしてきました。投薬だけでなく、リハビリテーションなどの状況判断から生活習慣まで総合的な医療介護におけるチームでの介入を心がけてきました。これにより、患者を中心とした医療者と家族との関係性が構築され、治療に貢献できたと自負しています。

3　入院中のせん妄への対策

入院中のせん妄は、高齢者ならびに認知症入院加療の上で大きな課題であり、抗不安薬や向精神薬の処方で対処していることが多いのが現状です。せん妄の背景には認知症予備軍が多く潜んでいることを事前に把握し、発症前に環境整備（病棟の環境、昼夜のリズムやリハビリテーションの強化）を徹底しました。事前の対策により認知症患者だけではなく、せん妄予備軍と考えられる高齢者の入院においても、せん妄発症が緩和されました。

4　認知症薬の投与

アルツハイマー型認知症を中心とする認知症に対し最も重要なことは、定型的な治療ではなく、欧米のような、個々人に見合った予防や治療法であるプレシジョンメディシンです。

がん医療領域で多く提唱されるプレシジョンメディシンは、日本人のライフスタイルの変化に基づく多様性や遺伝子解析の進化の観点から、必須だと考えています。認知症も、がん医療の対応と全く同じことが言えます。

現在、認知症薬として認可されている薬剤はアセチルコリン仮説[*2]に基づいて開発された薬であり、アミロイドβ仮説による認知症の科学的な不確実性が提唱されている現状では根本的な治療薬にはなり得ません。日本の現状を見ると、抗認知症薬は85歳以上の高齢者に17％、認知症患者ではなんと48％に投与されており他国に比べて高率です。

型にはめたような増量規定にのっとり投薬することによる副作用が問題視されています。病状に照らし合わせて適時・適切に投与されるべきと考えます。

【注】

＊1　免疫プロテイン…人が感染しやすい26種類の病原菌を無害化し、ワクチンとして牛乳に付与する過免疫化技術を応用したミルクプロテイン。アメリカで一万人以上に試飲調査が行われ、その安全性が実証されています。現代人は老いと病とストレスから逃れられませんが、免疫抗体食品を食生活に取り入れる事で生体防御力を獲得することができると考えられています。

＊2　アセチルコリン仮説、アミロイドβ仮説…1970年代後半からアミロイドβを排除し、アセチルコリンを補う事でアルツハイマー病を改善しうるという理論のもとに創薬がなされました。しかし最近ではアルツハイマー病の本体はアセチルコリン以外の様々な神経伝達物質を含んだ複合的な脳の疾患であることが明らかにされています。

4章

快食・快眠・快便が認知症を防ぐ

知らなかった、ではすまされない身近にある認知症リスク

いま増加の一途をたどっている認知症は、２０２５年には国内で７００万人を超えると予想されています。また1章で詳しくみたように、軽度認知障害（ＭＣＩ）の人は４６５万人ともいわれ、認知症は一部の特別な人だけの病気ではなく、生活習慣病の一つだともいわれるようになっています。

国内で認知症がこれだけ増加する背景には、高齢者人口の増加はいうに及びませんが、調べてみると2章でみてきたように多剤服用（ポリファーマシー）をはじめ、実にさまざまな要因がからんでいることが分かってきました。国際的な認知症の専門家からなるランセット国際委員会は、２０１７年、認知症の危険因子を報告しています。すなわち低教育、中年期の聴力障害、高血圧、肥満、喫煙、うつ、社会的孤立、身体不活動、糖尿病をあげています。加えて２０２０年、新たに外傷性脳損傷、アルコール過剰摂取、大気汚染を加え、適切な対策を講じることで世界の認知症発症を約40％遅延・予防しうる可能性を

病気等	
頭部外傷歴	☐
全身麻酔歴	☐
齲歯治療歴	☐
慢性副鼻腔炎	☐
移植手術	☐
脳、心臓循環器、腎臓、肺など疾患	☐
糖尿病、内分泌疾患、甲状腺疾患	☐
グルテン・レクチン感受性	☐
薬	
抗コリン薬	☐
脂質異常症薬	☐
胃薬（制酸剤）	☐
向精神薬	☐
抗不安薬	☐
抗ヒスタミン薬	☐
鎮痛薬	☐

食事他	
口腔内衛生	☐
嗅覚低下	☐
喫煙歴	☐
大量飲酒歴	☐
脱法、違法薬物	☐
汗をかくことが少ない、運動不足	☐
ストレス	☐
うつ病	☐
水銀値の高い魚類の摂取（鮪、鮫等）	☐
ヘアスプレー、制汗剤の多用	☐
精製水の摂取不足	☐
リノール酸、トランス脂肪酸、単糖類	☐
加工食品、無機食品摂取、ファストフード	☐
室内のかびの蔓延、ダニとの接触	☐
食事・栄養のかたより	☐

睡眠	
睡眠時無呼吸がある	☐
いびきをかく	☐
悪い夢を見る	☐
寝つきが悪い	☐
睡眠薬を服用している	☐
睡眠時間　1～5時間	☐
リーキーガット腸漏れ	
大腸・小腸細菌叢の乱れ	☐
腹部膨満感、習慣性下痢症	☐
便秘、腹痛	☐

表3　認知症リスクチェック

提起しています。

表3をみてください。これは認知機能を低下させる危険のある物や私たちの行動を一覧にまとめたものです。

ストレス、食事内容、睡眠不足、腸の乱れといった生活習慣に関わることが目につくと感じた方も多いと思います。チェック項目が多い人ほど要注意です。ただちに生活習慣を見直して、できるところから改善していきましょう。

免疫のしくみとはたらき

認知機能低下を抑えるためには、認知機能とかかわりの深い免疫のしくみとはたらきを知っておくとより理解が深まると思います。免疫について簡単にご説明しておきましょう。

免疫とは、細菌やウイルスなどの外敵から体を守る粘膜や炎症防止、老廃物を取り除くしくみのことであり、老化自体を防ぐ作用もあります。

しかし年をとると、免疫の力は自然に低下していきます。若いころと違って風邪をひきやすく治りにくくなった、疲れやすく回復に時間がかかるなどといったことが起こります。

細菌やウイルスから体を守る点からみると、20代では風邪の原因となる細菌やウイルスなどが体内に侵入してきても、免疫のはたらきを担う血液中の白血球がすぐ反応して外敵を食べてやっつけます。ところが年を重ねると外敵をやっつける白血球の力は弱まり、自律神経失調もあいまっていったん風邪をひくと治るのにも時間がかかるというわけです。高齢者の風邪は甘くみてはいけません。こじらせると、肺炎などに進行する可能性が高まります。

退職後に時間の余裕ができてからスポーツを始めるのは身体的にも精神的にも良いことですが、マイペースで長く続けられるものがおすすめです。時間をかけて徐々に体を慣らしていくようにしましょう。

一方で、たとえば65歳で定年を迎えた途端に体を動かさなくなるのも考え物です。高齢になってライフスタイルをガラリと変えると免疫機能も急激に低下し、慢性疾患の引き金になるなども指摘されています。体力が落ちると筋力低下、体重減少、疲れやすさなどに拍車がかかるフレイルと呼ばれる状態に陥ることも懸念されます。

フレイルとは、加齢による心身の機能低下を表す言葉です。健康と介護の必要な「間」にある状況といえば分かりやすいでしょう。これには①身体的フレイル、②精神・心理的フレイル、③社会的フレイルの三つの姿があり、それぞれが相互に関連しています。コロナ禍にあっては自宅にこもる生活を余儀なくされて、面会も絶たれているのが現状です。結果、社会的フレイルが増悪し、さらに精神・心理的フレイル、身体的フレイルの悪化が強く懸念されています。できる範囲で体を動かしながら日常を楽しんでいきたいものです。

ちなみにフレイルと一緒に覚えておきたい言葉として、加齢に伴い筋肉量が減る「サルコペニア」、体を動かす運動器官の機能低下を表す「ロコモ」があります。いずれも健康寿命に関する新たなキーワードです。

老若問わず免疫力を維持するにはバランスのとれた栄養とその人に合った量の食事、適度な休息をとるなどメリハリのある生活を心がけることがとても重要です。

免疫力をコントロールする自律神経

私たちの体には免疫力をコントロールしている重要なしくみがあります。そのひとつに自律神経のはたらきがあります。自律神経とは交感神経と副交感神経の二つの相反する作用から成るもので、活動しているときは交感神経が優位にたち、休息しているときは副交感神経が優位にたっています。オン、オフの状態に合わせて無意識のうちに体内の組織を調整しています。

たとえば朝起きたときに血管を収縮させて血圧を上げ、活動しやすい状態にもっていくのは交感神経。食事の後に胃腸の働きをよくするのは副交感神経という具合に二つの神経は役割が決まっています。それぞれが無意識のうちに24

時間休むことなくはたらいているおかげで、私たちは生命を維持できているのです。

もしも交感神経、副交感神経にアンバランスが起こるとどうなるでしょう。日中めいっぱい働いて夜間も働き続けると交感神経が長時間優位にたちます。交感神経に偏った状態が続くと緊張状態を強いられる状態が続くため、疲労が蓄積されてしまいます。かといって緊張感のない生活を長く続けてもこれまた疲れが出てしまいます。リラックスした状態が続き過ぎると体はだるくなり、やる気が出なくなるものです。肥満の原因にもなります。気力も湧かずしょんぼり過ごすことになります。どちらかの状態が良い悪いということではなく、どちらかに偏りすぎると病的な状態になり、さらに進むと本物の病気になってしまいます。

では高齢になると自律神経のはたらきはどうなるのでしょうか。自律神経にも老化はやってきます。具体的には、交感神経は加齢にさほど左右されないですが、一方の副交感神経のはたらきは低下します。すると、たとえば血管を拡張させる力が弱り血流が低下。血行が悪くなり酸素や栄養を体のすみずみまで運べない状態になり、老廃物も回収できないまま結果として体調不良、老化につながります。

好きなことに没頭する時間をつくる、日中の活動時間が終わるころに副交感神経が優位にたつよう意識してゆっくり腹式呼吸をするなども有効でしょう。

強いストレスは認知機能を下げる

日常の過度なストレスも自律神経に大きく影響を及ぼします。ストレスには精神的なものと身体的なものがあり両面からみていくことが大切です。

まず精神的なストレスは連日続くなど慢性的になると自律神経失調、免疫力の低下、ひいては過敏性腸症候群、心身症などにもかかわってきます。

身体的ストレスは生物学的ストレスですが、細菌などさまざまな生物学的な攻撃が皮膚や粘膜、腸内細菌叢などにもストレスとなって大きく関わっていることが最近取り沙汰されています。

生きていく上で心の安定、体調の安定はとても大切なことです。先にも触れたように自律神経の交感神経、副交感神経のバランスを保つことがとても大事です。身体疲労、心の慢性的な疲労、いわゆるストレスが継続的に体を脅かしていると自律神経のバランス不全が生じ交感神経優位になります。すると血流が悪くなって内臓機能の悪化、さまざまな臓器の障害が起こり消化のはたらきを悪化させ便秘や下痢を招きます。これらが慢性的な免疫力の低下に繋がるということは明らかです。自律神経にも老化が訪れる高齢のみなさんにとって若い人よりもストレスのダメージを受けやすくなっていることを肝に銘じておきましょう。

脳には特殊なバリア機能がある

脳には、脳内に取り込んでもよいものとダメなものを自動的に選択するしくみがあります。

その防衛機能は2段階に分けられています。一次防衛は血液脳関門（ブラッド・ブレイン・バリア）と呼ばれる脳独自の血管です。全身を巡り脳にたどり着いた血液は血液脳関門を通過する際、取り込む必要性のあるものだけを選択的に脳内に取り込みます。

二次防衛は、脳にある白血球の分身であるグリア細胞です。グリア細胞には異常タンパク、たとえば認知症でいうとアミロイドβや、αシヌクレインなどを排除するはたらきのあることが最近の論文に掲載されています。

睡眠異常はアルツハイマー病を招く

十分な睡眠がなかなかとれないという方は多いのではないでしょうか。ある調査によると、日本人は諸外国に比べて睡眠時間が極端に短いことが分かりました。短時間睡眠は問題なのではないかと指摘する専門家もいます。

睡眠の量と質は、脳の記憶力にも大きく影響するというのですから無視できませんね。

睡眠はレム睡眠とノンレム睡眠から成ります。レム睡眠というのは、脳波上は目が覚めていますが体は寝ています。一方ノンレム睡眠というのは徐波睡眠

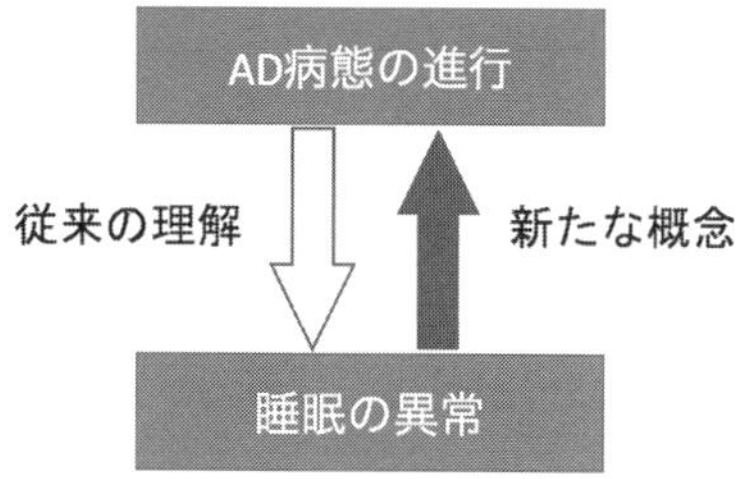

図4　睡眠とアルツハイマー
出典：『「睡眠の質の低下」と認知症』皆川栄子／日本認知症学会誌 vol,34 2020

といい深い睡眠です。この二つを90分の周期で繰り返しているのが睡眠のリズムです。

実は最近、レム睡眠とノンレム睡眠の間に記憶が定着することが分かってきました。睡眠の質と量がよくなると、さまざまなグリア細胞が認知症の原因となるアミロイドβやαシヌクレインを排除しているというのも最近のトピックスです。逆に睡眠の量と質が悪化すると認知症になってしまうということです。朝目覚めたときによく寝られた、すっきりしたと感じる良質な睡眠をとるようにしたいものです。

アルツハイマー病と睡眠異常との関係についても触れておきましょう。これまでアルツハイマー病の進行は、アルツハイマーであるがゆえに睡眠が異常になってしまうという考え方が主流でした。ところが最近は、睡眠の異常がアルツハイマーを助長してしまう、悪化させてしまうというのがトピックスになっています（図4）。

脳と腸は深いかかわりがある

大腸や小腸の消化管は、消化吸収して大便をつくるところと考えられがちですが、ホルモン分泌や造血にもかかわっています。また血液の浄化、循環器系、神経疾患や精神疾患、免疫機能、加えて認知症にも消化管が大きくかかわってきていることも分かってきました。

腸のはたらきを支えているのは、腸の壁に100兆個もすみついているといわれている腸内細菌です。腸内にすみついている細菌は、大きく善玉菌と悪玉菌、日和見菌の3種類に分けられていて腸内フローラと呼ばれる腸内細菌叢をなし、それぞれがバランスを保ちながら生息しています。もし悪玉菌が異常に増えすぎると肌荒れや便秘、精神疾患、免疫力の低下などさまざまな不調が起こります。

一方、同じ消化管でも胃は強い酸に覆われているため大腸、小腸にすむ腸内細菌は生息できません。しかし胃炎や胃潰瘍などの進行を助けるピロリ菌は生き延びることができ、胃や十二指腸に悪さをします。

ピロリ菌以外で消化管の機能を低下させるものに、胃酸が出すぎたときに使う胃薬（制酸剤）の乱用があります。逆流性食道炎では胃酸を抑える胃薬が必要です。一時的に使うならよいのですが、胃の調子が悪くない時も胃薬を飲み続けている人がとても多いのです。薬だから問題ないだろう、などと安易に考えていませんか。

常に、胃の酸を抑えてしまうとどういうことが起こるのか、その弊害にもっと注目すべきだと思います。小腸・大腸、腸内細菌叢の乱れがさまざまな不調、特に脳への不調につながっていることを忘れてはなりません。

腸内環境が脳に影響を与えることを脳腸相関と呼び最近特に注視されています。脳―腸―腸内細菌叢の軸というとらえ方が非常に大事です。

便秘になると腸内細菌叢が乱れ、腸壁に炎症が起こります。炎症が起こると便秘がさらに悪化します。高齢の寝たきりの方で自律神経失調症の方は、大腸のはたらきが低下して腸内細菌叢も同時に低下している方が多いです。

もう一つ問題を生じさせるものに、薬があります。胃薬（制酸剤）、鎮痛剤、抗精神病薬などが腸内細菌叢に悪影響を及ぼします。さらには、無理なダイエット。これらが腸内細菌叢のバランスを崩し、腸の粘膜に炎症を起こして細胞を傷つけます。すると腸壁細胞間に隙間が生じ、腸管内の物質が外に漏れ出してしまうのです。最近話題の「腸漏れ（リーキーガット症候群）」と呼ばれる状態です。これが起こると、免疫力が低下します。すると、腸壁を介して不純物が体内に入って脳に移動し脳の免疫機構、先ほど93ページで申し上げた血液脳関門（ブラッド・ブレイン・バリア）を壊します。グリア細胞に影響し、脳神経を機能不全に陥れるというのが最近のトピックスです。

認知機能を低下させないためには、腸を気遣う生活、腸漏れを起こさない生活習慣を身につけることがポイントです。

認知症を招く小腸内細菌増殖症（SIBO）

もう一つ、最近大きな話題になっているのが（大腸の細菌叢の問題だけではなく）小腸内細菌増殖症です。シーボ（ＳＩＢＯ）とも呼ばれるものです。おなかの張りなどさまざまな症状がみられます。食物不耐性、体重増加、関節痛などにも関係します。また疲労がとれない、肌のトラブル、吐き気、栄養失調などということも実はＳＩＢＯが大きく影響している可能性が高いということが分かってきました。そこでＳＩＢＯを起こす原因として注目されているのが胃薬です。

この薬はあたりまえに処方されますが、小腸内細菌を異常増殖させて腸管の炎症、小腸の粘膜の損傷を起こしてしまい、腸漏れにつながるということです。

ＳＩＢＯと認知症は深い関係があります。腸内の環境が悪化すると酪酸菌などの善玉菌が減少し悪玉菌が増えてしまいます。腸内環境が悪化すると栄養素の欠乏、特にビタミンＢ12欠乏や脂肪の吸収不良が起きます。リーキーガットが起きて脳に免疫反応が伝播してグリア細胞が活性化、神経変性が悪化し認知症も悪くなるというわけです。

5章

家族の愛がなによりのクスリ

生活リズムを整える

認知症の患者さんを診ていると生活リズムの乱れている方が目につきます。日中体を動かさずにいると眠くもないのにうとうとしてしまい、結果、夜間は眠れなくなる。この悪循環にはまってしまっている人がとても多く見受けられます。

4章で自律神経のはたらきに触れました。人の体は、本来活動する日中の時間帯に体を動かしていないと自律神経がアンバランスになる自律神経失調症に陥り免疫力も低下します。自律神経がスムースにはたらかなくなると、便秘がちになり食べ物の消化吸収もうまくいきません。腸内細菌叢のバランスがますます崩れ脳にも悪影響が及びます。その意味でも、夜間はしっかり睡眠をとり、日中は活動するメリハリのある生活リズムを整えましょう。

朝目覚めたら、まず朝日をゆっくり浴びましょう。自分で部屋のカーテンが開けられなくなったら、ご家族が毎朝開けて明るい日差しに当たれるようにしてあげてください。日中も天気の良い日はなるべく屋外の空気に触れて明るい太陽の光を浴びることが大切です。なるべく体を動かせるようにご家族はサポートしてあげてほしいと思います。訪問診療では、独居の高齢者がカーテンを閉じたまま生活していることによく遭遇します。私は訪れるとまずパッと開けて日が差し込むようにします。これこそ訪問診療の第一歩だと思います。

また食事やトイレ、入浴の時間もなるべく決めて規則正しい生活を送ると体調も自然に良くなります。1日のスケジュール表を見やすいように大きく紙に書いてリビングなどに貼っておくと、忘れることなく長続きさせることができるでしょう。

夜間眠れないときは

生活リズムを整えても夜間に何度も目がさめて睡眠不足が続く場合は、医師に相談してください。認知症が原因で不眠の場合は、投薬が有効な場合もあります。その時大切なのは、ベンゾジアゼピン系といわれる〝やさしいふりした強い薬〟ではなく、メラトニン受容体作動薬（ロゼレム）、オレキシン受容体拮抗薬（デエビゴ、ベルソムラ）や漢方薬（抑肝散、酸棗仁湯など）がいいでしょう。これらの薬は体をフラフラにしません。

また寝室の環境を整えることも検討しましょう。高齢の方は体温の調整が難しくなっています。室温が高すぎて、逆に低すぎて寒くて眠れぬことのないよう空調を整えることは大切です。また窓がきちんと閉まっているかどうかなども就寝前によく見てあげてください。

食事は楽しさの演出も

どのような生活をしていても、食事の時間はやはり楽しみなもの。1日3度食事の準備はなかなかの重労働ではありますが、楽しく過ごせる工夫をしたいものです。

栄養のバランスはもちろん大切ですが、生命を維持するためだけの食事では生きる意欲もうまれません。たとえば、おいしく見えるよう盛り付けを工夫する、テーブルに一輪でも生花を添えるだけでも認知症の方にとってぐっと雰囲気が変わり食欲も湧いてきます。

また、介助する人が箸よりスプーンの方が持ちやすく食べやすいのではないかと思ってスプーンだけを用意したとします。しかし食べてもらえない場合もあります。

高齢の方は、箸で食べることに強いこだわりを持つ人も少なくありません。食器類を取り換える場合はご本人と相談してからにしましょう。

早食いや過食、味付けの濃いものを好んで食べるようになった、甘いものを見たら目つきが変わるなど、食事の変化が見られたら医師に相談してください。認知症の病態に変化が起こっている可能性があります。

症状に応じた食事の工夫

アルツハイマー型認知症、レビー小体型認知症

病気が進行してくると、食器と食べ物の区別がつかなくなるなど混乱して食

事ができなくなることがあります。きれいな食器をたくさん並べるよりは、大きめの皿にごはんとおかずを一緒に盛り付けると、混乱せずに落ち着いて食べられることがあります。

レビー小体型認知症の人は、小さな虫など実際には見えないものが見える幻視に悩まされます。食事中に黒ゴマなど小さな粒がご飯にかかっていると虫と勘違いして食欲がなくなることもあります。ご本人が気にしていたら、それを否定したりせずご飯を取り換えるなどの配慮をしましょう。

食べたくないと断固拒否する場合は、少し時間をおいてから食事を勧めるのもいいでしょう。

前頭側頭型認知症

過食や偏食などが起こる場合があります。

食べ物を前にすると、自身では気持ちをコントロールできなくなって口の中に一度にたくさん詰め込んだり、よく噛まないで飲み込もうとすることがあります。ご家族は、よく噛んで食べるよう優しく声をかけてあげてください。少しずつ食べられるように小皿に分けて出すなどの工夫をするのもよいでしょう。

また食事以外でも目の前に好物の甘い菓子などがあると、一人で全部食べてしまうことがあります。テーブルの上など目につきやすい場所に食べ物を置きっぱなしにしないよう注意しましょう。

脳血管性認知症

脳梗塞などで血管障害が脳のどの部位に生じているのかにもよりますが、口に入れた食べたものをうまく噛んだり、まとめたり、飲み込んだりする嚥下ができにくいと食事の最中にムセて誤嚥性肺炎を起こす危険があります。ムセが起こりやすい人は飲み物や汁物にとろみ剤を混ぜ込むとよいでしょう。医師や管理栄養士に相談してみましょう。

また、これも障害の部位によりますが、目の前にあるものが半分しか見えない症状が起こる場合があります。汁物などをひっくり返しやすい場合があるので低めの食器を使用する、また一皿にご飯とおかずを盛り付けるなど食べやすさの工夫をしましょう。

食物繊維、発酵食品で腸活を

腸と脳には深いかかわりがあることを4章でみてきました。認知症の人は意識して腸内細菌叢を整えることが大切です。

そのためにも、食物繊維と発酵食品を毎食摂ることがポイントです。食物繊維には、腸の環境を改善する海藻類や野菜・果物などに多く含まれる水溶性食物繊維と腸内の有害物質を排泄する根菜類やきのこなどの不溶性食物繊維があります。どちらも腸内環境を整える大切な食品です。意識して摂りましょう。

また、和食には欠かせない味噌、しょうゆ、漬物、納豆などには乳酸菌など善玉菌がたっぷり含まれており腸内環境を整えるのに有効です。塩分調整の必要な人は摂りすぎに注意ですが、化学物質が多量に使用されている調味料を毎食ごと使用するより便秘解消にも認知機能にも良いものです。少量でも続けて摂るよう習慣づけましょう。左の「腸を整える食習慣」も日々の食事に役立ててください。

《腸を整える食習慣》

1　砂糖・パスタ・パン・お米の摂りすぎに注意
2　揚げ物は要注意
3　小さな魚がいい
4　ビタミン・ミネラルを忘れずに　特にビタミンB群、C、D、E、亜鉛は大事
5　葉野菜・根野菜・茎野菜、発酵食品をたくさん摂る
6　寝る前3時間以降の食事は禁止
7　食後の歯磨きを忘れずに
8　お酒はほどほどに！
9　タバコはやめましょう!!
（吸った後はうがいを習慣づけましょう。タバコは口腔内細菌叢を乱し歯周病を悪化させます。うがいにより清潔、清掃を保つことが大切です）

よく噛んで飲み込めているかチェック

認知症の進行に伴って、口腔内の運動がうまくできなくなることがあります。食物を噛んだり、まとめたり、飲み込む力が弱ってくるので誤って気管に入る誤嚥の危険がつきまといます。そんなときはムセが起こりやすいので、注意してみてあげてください。食事中にムセが起こったら、いったん食事を止めて本人が落ち着くのを静かに待ちます。

頻繁にムセが起こるときは、料理を飲み込みやすい大きさに変えるなどの工夫が必要な場合もあります。医師や管理栄養士に相談してみましょう。

水分は1日に2L目安に

高齢の方は、老化によって自律神経のはたらきが弱り、のどの渇きを感じにくくなるなど脱水症状が起こりやすくなります。脱水とは、飲む量より排泄される量が増えることで起こります。またトイレに行く回数が増えるからと水分摂取を嫌がる方も少なくありません。しかし、高齢になったとしても排泄しなければならない老廃物の量は変わらないので尿をつくる水分量は必要なのです。

脱水症状は高齢の方にとっては命取りの状態であり非常に危険です。特に認知症の人は、脱水症状からせん妄や不穏になりやすく体の動きも鈍くなります。また暑さの感覚も鈍ってくるため高温多湿の室内でもエアコンなどをつけてない独居の方もおられます。悪条件が揃ったときに起こりやすいのが熱中症です。

真夏はもちろんのこと、季節にかかわらず脱水症状が起こらない程度に水分摂取に努めるべきです。

飲料では1日に2Lを目安にします。食事でも水分を摂れるよう工夫することが大切です。お茶をガブのみする方には発酵食品でもある梅干しをすすめるとよいでしょう。

食欲低下は認知症の危険信号

認知症になると、食欲が極端に落ちる方も少なくありません。食べる意欲も低下する状態が長引くと栄養失調に陥るケースもあります。食べたくないときに無理やり食べさせようとするのは考えものですが、見た目や雰囲気を変えるだけでも食欲がわく場合もあるのでいろいろ試してみてほしいと思います。たとえば、若いころによく通っていたレストランなどに足を運んでみましょう。

外で食事する機会があると身だしなみを整えることから始まって、非日常に身を置く楽しみが加わり気分転換にはもってこいです。カフェでコーヒーなど、お茶を飲むだけでもよいものです。

外食ではふだん食べられないものを選んでもらうとよいでしょう。それを機に自宅に戻って食欲が元に戻ったら大成功です。楽しい食事は、なによりも生きる意欲をよみがえらせる力があると思うのです。

食欲不振が長引く場合は医師に伝えてください。極端に食欲が低下した場合は、認知症に特別な変化が起きたサインの可能性もあります。

認知症は血圧低下に要注意

生活習慣病のなかで高血圧症は悪の権化、とも言われるほど恐れられています。寝ても覚めても血圧の数値が気になって自宅に血圧計を備え、一日に何度も計測して一喜一憂している人も多いようです。たしかに血圧は私たちの健康状態を知るうえで目安になります。しかし、皆さんも経験しているとおり、血圧の数値は変動が大きいものです。したがって、いちいち血圧に翻弄されなくても大丈夫です。

血圧といえば、高血圧が怖い！　と思っている方が多いのですが、高齢になってからはむしろ血圧が高いことより低いことに着目していただきたいと思います。

脳の血流は「脳血管独自の自動調節機構」により、血圧に変化が生じてもきちんと保たれる仕組みがあります。しかし加齢とともにこの機構が失われ、血流不全が起きやすくなるんです。このような血行不良が頻回に生じると認知機能低下につながりかねない。レビー小体型認知症では、自律神経失調から低血圧になりやすくなることに注意が必要です。

認知症の方に漫然と血圧の薬が処方され続けると、めまい、さらに意識障害が生じ、救急病院への受診につながります。前述の症例3（68ページ）のように救急受診に、長い時間かけてたくさんの検査が施され、「脳梗塞ではありません、お年だからそういうこともあります」ということになるんです。医療者、受診者共々〝なんて無駄なことが横行しているんだろう〟と思えてなりません。一般的に家庭医は、若い人と同じように血圧を下げることに熱心です。薬が増えて以下のような話をよく耳にします。「この薬を飲むと具合が悪くなるんだけど、先生が出してくれてるから仕方ないし、変に聞くと怒られるんです」。

家庭医は日々の診療に際し、アンテナを張り巡らして注意する責務があります。注意深く血圧の薬の減薬または中止が必要です。

このようなことが医療者に何のためらいもなく行われまかり通っているのが日本の高齢者医療の現場です。

医療行為が元となる病気、といっても過言ではないと感じています。

ボディタッチを心がけて

コロナ禍では家族でも直接体に触れることさえはばかられてしまいますが、患者さんの肩に触れたり、握手をするなどのふれあいが治癒力を高めます。診察時はマスクを装着していますが、初診で初めてお目にかかる患者さんには、顔がよく見えるように最初だけマスクをはずして挨拶します。それだけで信頼関係を築くきっかけになると考えるからです。

外出せず自宅にこもっているときは肩たたきや握手など、じかに触れるボディタッチをぜひおすすめしたいと思います。コロナ禍で異論はありますが、私はほとんどの受診患者と握手をし医療者の心を伝えるように心がけています。それだけで通い合います。

優しく見守る

親が認知症になると、事実を受け止めるまでに時間がかかったという話をよく聞きます。

自分を育ててくれた愛おしい親のいつもと違うようす。いったい何が起こったのか!? 戸惑い、心細さや不安、怒りなど得体のしれない感情が心の底から湧き上がるに違いありません。その親のようすは刻々変化していきます。物忘れが頻回になったり、何度も同じ話を繰り返したり、ときに大事な財布を家族が盗んだというような妄想にかられることもあります。受け止める家族は病気だと分かっていても、つい感情的になることもあるでしょう。

しかし、そんなときでも家族の中で最も不安や恐れ、くやしさに苛まれ苦しんでいるのは認知症を患っているご本人だということを思い出していただきたいと思います。1章で触れたように「認知症を患っていても心は生きています」。どんなときも患者さんはご家族が頼りです。どうかあきらめないでください。優しく接してあげてください。患者さんの話を、つじつまの合わない話であっても、よく聞いてあげてください。話をするときは相手の目線に合わせて目を見て話をしてください。そうすることであなたは大切な人であるという気持ちが相手に伝わります。私はいつも患者さんとそのように接しています。

ご家族の患者さんへの関わり方で、患者さんの激しい症状が落ち着いてきます。

がんばりすぎない

病状がさらに進行して、洗面や洋服の脱ぎ着ができない、トイレや入浴の介助も必要になるなど大掛かりな介護の必要な状態になってくると、家族にとって精神的にも肉体的にも負担が増します。患者さんのなかには、他人を家に入れたくないという人もいるかもしれませんが、ケアマネジャーに相談して介護保険サービスの力を借りましょう。

親御さんの介護をがんばることはすばらしいことだと思います。ただし介護を担う家族が体を壊してしまっては元も子もありません。がんばりすぎると気づかぬうちに、患者さんを心身両面から傷つける行為に及ぶケースも少なくありません。最もよくないのは介護を一人で孤独に抱え込んでしまうことです。介護は長期間継続するものと考え、日中はデイサービスの利用やホームヘルパーの援助も検討しましょう。行政による介護保険サービスを上手に活用したいものです。

稲葉流・養生生活5か条

認知症を患う方に日常生活で守っていただきたい5つのポイントがあります。ご家族も、この5つの意味をぜひ理解してください。これを守ってもらえばこじらせることなく穏やかな生活を送ってもらえるはずです。

①毎日、出かける予定を立てる

これは、外来の診察室でも患者さん、ご家族によく伝えています。認知症の方に必要なのは「キョウヨウとキョウイク」ですと。「教養と教育？　じゃあ

稲葉流・養生生活5か条

①毎日、出かける予定を立てる
②薬に頼りすぎない
③腸をととのえる
④ストレスを発散し、良い睡眠を
⑤会話のある笑顔の家庭を

勉強するのですか」と訊ねられます。いえ、勉強ではなく「今日用事があること、今日行くところがあること」。これがものすごく大事であることをお話ししています。朝日新聞の天声人語でも紹介されていました。

ご家族が日中出かけている間、一人でぼうっと過ごすのではなくて何か用事を、どこか行くところを提案してあげてください。身体と頭の両方を使うことで筋力を維持するのにもうってつけです。また日中は太陽を浴びて運動するよう心がけましょう。メリハリのある生活が大切です。

②薬に頼りすぎない

多剤服用（ポリファーマシー）の問題や、抗認知症薬の間違った投与が認知機能を低下させていることは、これまでみてきたとおりです。第2章に詳しく書いていますので、忘れそうになったら何度も読み直してください。

私は抗認知症薬の少量投与にこだわっています。しかし実際問題として、少量の処方では薬局から疑義照会を受けることもあります。患者さんやご家族はきちんと説明すると理解してくださるので、私のいう量を守っていただきたいと思います。

この章の最後にも書きますが、かつて実母の認知症治療にあたり、当時は定型通りの薬を投与することしかできず結果として症状は悪化するばかりでした。私の苦い経験の反省にたって、みなさんには薬の正しい知識をもってほしいと思います。

③ 腸をととのえる

腸と脳は遠く離れているように思われるかもしれませんが、実は大変深いつながりがあります。最近は「脳腸相関」という考え方で認知症をとらえ、予防や治療を行う医療者も出てきています。腸は食べたものを消化・吸収し、不要になった老廃物を便として排泄する役割があります。栄養分は腸壁から吸収されて脳へも運ばれるのですが、便秘や薬の飲みすぎで腸内環境が悪くなると腸漏れを起こし、有害物質が脳にも運ばれて認知症の原因になっているというものです。

食事は、豆、ゴマ、わかめ、野菜、魚、しいたけ、いもを積極的にとりましょう。「ま・ご・は・や・さ・し・い」と覚えてください

腸をととのえる詳しい内容は109ページを参照してください。

④ストレスを発散し、良い睡眠を

毎日強いストレスにさらされていると認知機能は低下します。日々上手に発散させましょう。本人がストレスをうまく発散できてないようなら、ストレスを取り除く配慮や気分転換できるようご家族が働きかけてあげてください。元気に活躍していたころの話を傾聴する、一緒にゲームをする、歌を歌う、散歩、買い物に誘うなど工夫しだいで気分転換が図れます。また、良質な睡眠をとることも大切です。睡眠薬を使用せず自然によい睡眠に入れるよう日中は活動的な生活を送りましょう（102ページ参照）。

⑤会話のある笑顔の家庭を

笑顔の絶えない会話のある生活は健康生活の要といえるでしょう。認知症に

なると物忘れが出てくるため会話の成立しづらい生活になりがちです。ご家族はなるべく楽しい話題を提供してあげてください。話好きの人や読書好きな人は特別なことをしなくても普段から自然に脳を使っているため、認知症になりにくいものです。また笑いは免疫力を上げる効果が証明されています。加齢によって副交感神経の働きが落ちてきますから意識して笑うことをお勧めします。寄席に出かけたり落語に触れる機会をつくりましょう。また「笑いヨガ」と呼ばれる健康法も注目されています。試してみてはいかがでしょう。

悩みごとは地域包括支援センターへ

認知症の方をサポートする上で今や欠かせない存在となっているのが、地域包括支援センターです。市区町村に一つは設置するものと定められており、誰でも無料で利用できます。

介護や医療、高齢者の権利に関する相談ならどんなことでも対応してもらえます。ご家族が認知症と診断されたらいつでも連絡できるように住所と電話番号などをメモしておくとよいでしょう。認知症の方の介護度を認定する窓口も地域包括支援センターです。ケアマネジャーや保健師、社会福祉士がチームでさまざまな問題を解決しています。「こんなことを相談してもいいのだろうか」と悩む前に気軽に連絡してみましょう。

コロナ禍で悪化する認知症症状

ＣＯＶＩＤ―19による緊急事態宣言が解除されいったん感染動向は落ちついたかに思えました。しかし、パンデミック収束には程遠く第三波、第四波に怯える毎日です。

〝本書が出るころには事態は収束している〟ことを強く望んでいましたが、現状は国民に〝怯え・いらだち〟が横行し経済活動を含めジレンマが噴出しています。まさにコロナ禍まっただ中です。

振り返ると、最初の緊急事態宣言下では公共交通機関もガラガラで筆者が毎週乗る羽田―北海道便も一便当たりの乗客は10人程度とさびしい限り。〝航空会社も大変だなー〟と感じつつも、東京は「空気は清々しく、澄み切った青空」でなぜか懐かしく感じられました。世界が危機的状況にもかかわらず不謹慎ながら〝昔の日本、高度成長を遂げる前の東京ってこんな感じだったんだろうな〟と感じていました。

日本の認知症の歴史的変遷に立ち返ると、高度成長期よりアルツハイマー病が急速に増加したと言われています。日本の食・生活様式の変化が生活習慣病だけではなく認知症の原因にもなっていると考えるならば、高度成長とは何だったのか。経済的にアメリカに追従し、主権国家を獲得するために団塊の世代が遮二無二働いたけれど、健康面では果たしてどうなのか、複雑な心境に陥ります。今、コロナ禍で変貌を遂げる社会を感じて「市井の医師として医療そのものを日本人の原点に立ち返って考え直さなければならない」と感じています。

マスクと共に覆われてしまった作法

コロナ禍で社会は混沌としています。国民は顔を半分隠し、公共交通機関ではマスクなしだとまるで不審者扱いです。さらに子どもは〝マスクをしていない人は怖い〟と怯える実情を知り驚きを隠しえません。顔を見る、確認するという基本的な作法が欠落しコミュニケーションの根底が揺らいでいる世の中にあって、日本では自殺者が急増、２０２０年10月にはなんと２０００人を超えてしまいました。もともとG７のなかで最も自殺者の多い日本ですが、前年比30％増だそうです。まさに閉鎖的な社会情勢の結果です。この様な負の連鎖が続くのを垣間見た時、コロナ後の世界は日本は日本人はいったいどうなってしまうんだろう？　様々な論評・憶測は情報化社会のバイアスがかかっていて信じられません。途方にくれます。

災禍・コロナ禍にあって日本人は「自問自答」をくり返しています。みな善良で実直にうつります。穏やかな世の中を思い出し、平和に生きることに飢えています。自由がどれほど楽しかったか、思いに耽っています。

ところが、以前の穏やかな日常下ではどうだったでしょうか。最低限の規律は守ろうとしますが、グローバル経済の名の元に金儲けに走り、奔放を謳歌している姿が思い出されます。バブル絶頂期には儲けてさえいれば社会に対する疑問も忘れさられ自立心も失われていたように思います。さらに歴史をさかのぼれば、かの大戦下で日本国民は民衆主義という「共同幻想」の結果、殺りくを良しとしていました。これは人類の歴史の繰り返しでしょうか。知れば知るほど遺憾ですが、「人類の性」を考えると止むを得ないことかもしれません。

コロナと必死に戦っているにもかかわらず医療従事者の賞与まで削減され離職者が続出する医療危機です。この本が世にでる時には医療崩壊に至っているかもしれません。しかし肝心の厚生労働省が医療従事者に送るのは「ありがとう」「些細な報酬」だけです。叱られてしまうかもしれませんが、私にはブルーインパルスのかの編隊飛行ものっけから政府のパフォーマンスと思えてなりませんでした。「兵隊さんありがとう」と言いながらその兵隊さんたちはジャングルで餓死していた戦時中から進歩がないのでは！　と思うほどです。

災禍にて日本の医療体制が考量されていますが、国民の健康・平和を獲得するためにはさまざまな幻想にまどわされることなく紳士的にきちんとした大人の対処をする必要があります。後にも述べるように、日本の医療には市場経済が当てはめられています。

「医療資源の効率的な活用、病床稼働率の向上、さらに費用対効果に至るまで」これらを優先課題とする施策がはびこっています。無駄を省くために予防的な医療・リスクヘッジは二の次となり、その結果、防疫体制が疎かになっていたようです。１９９６年に８４５箇所にあった保健所は２０２０年現在４６９箇所に、同年に９７１６床あった感染病床は１８６９床まで減らされています。みなさんご存じでしたか。

一方、韓国、台湾は過去の感染症に学び未知の脅威への対策が整えられていました。今回、直ちに制圧に臨みピークアウトに導いたその鮮やかさとは比べる由もありません。

果たして人の健康と命を優先すべきか、経済を優先すべきか。医療を預かる私にとっては当たり前で、もちろん健康と命です。

医療を守るために必要なのは、医療資源は有限であるということを常に念頭に置くことです。医療崩壊というのは言葉はおどろおどろしいですけれど、要するに収容できる患者数が医療機関のキャパシティーを超える事態です。今回はぎりぎり医療崩壊の寸前で食い止められているようですが、これはほとんど医療従事者の献身的な努力によるものであって、制度の強みではありません。ですから、第四波に立ち向かうためにそのような過労死寸前の働き方を医療従事者に要求するシステムは改善しなければならないと思います。最も重要な医療資源は医療に携わる生身の人間なんですから。

こんなことを日々考えていますが、日常の業務において特に目につくのが社会が閉鎖的になっており、投薬・外来診療以外の「非薬物療法」の停滞が起こり、認知症の中核症状のみならず行動・心理症状（BPSD）も軒並み悪化していることです。

改めて介護の力の大きさを目の当たりにしています。最前線の医師としてフォーマル／インフォーマル（無償）を問わず、介護に携わる人々に〝ありがとう〟と思ってやみません。それと同時に認知症の人たちにも平和な日常が訪れることを願っています。

私の体験

《実りある命の終焉を》

■型にはまった治療により認知機能は悪化

私は医家の家系に育ち、ご多分にもれず不自由のない幼少期を過ごしたわけですが、父方は当時よくある男子優勢、長男至上主義でした。父は歯科医で鼻前に髭を蓄え、ポマードで髪をなでつけ、小洒落た風貌で、思えば昔ながらの街の紳士でした。先に言った様に男子・長男至上主義であり、ことの他、母と次男である私には厳しかったのです。

ありがちなマザコンの様な立ち位置に自ら率先して傾いていったと思います。そこで、私の名前ですが「泉」と申します。母親が命名したと物心ついてから聞いた記憶があります。由縁は「湧き出る泉のごとく、人々に愛を与えよ。他者に優しい人でいてほしい」とのことでした。

そんな母親の晩年、兄弟の中でイの一番に介護を私が買って出たわけです。独居の母を訪れ、日常生活動作が衰えていく姿に一抹の儚さを覚えつつ施設への入所を進めました。現役の脳外科医でしたが、その施設の嘱託医でもあった私は健康管理の名の下に型にはまった（内科的な）治療を行いました。老いてゆく事、認知機能が低下してゆく事、ひいてはフレイル（虚弱）・サルコペニア（筋力低下・身体機能が低下した状態）に陥ってゆくこと、すべて生きとし生けるものの必然と捉えていたわけです。

母親の認知機能の悪化は日増しに悲惨な状況に陥り、運動機能は衰え「小刻み歩行」「手指振戦」が出現し、行動・心理症状（BPSD）として「物盗られ妄想」・「帰宅願望」が強くなりました。生来の「プライドの高さ」が悪い方向に加速させたように思います。耳目を塞ぐ様な状況になってゆきましたが、次男であり主治医でもある私ですが成すすべも乏しく、逃げる様に退散したことが脳裏にやきついています。さまざまな「老化に伴う機能の悪化」や激しい行動・心理症状（BPSD）に薬を盛り、最近取りざたされる「ポリファーマシー」たらしめた末、本質を知ることも見ることもなく、勤める病院で最期は「看取り」ました。

当時はこれでよかった、これしかなかった、と自らに言い聞かせて風化するように時が流れました。

かねてより脳神経外科医として認知機能悪化の患者を診療することは度々ありました。脳外科医としてはそれなりの実績を誇る私ですが、内科医としては最愛の母の治療についてさえ、とても表面的な浅い知識で定型的な認知症薬と向精神薬の投薬で治療を続けていました。今思うにとても恥ずべきことだと思います。

■「物忘れ外来」診療のきっかけは、肉親に対する過誤

先に述べましたが、２０１７年に北海道での診療開始を機に本格的に認知症医療に携わるようになりました。

北海道東地域での私の〝物忘れ外来〟には遠方１００キロ圏内からたくさんの高齢者・認知症に不安を抱える人や家族が訪れます。日々の診療で１７００例を超え、経験・知識・学問を積み重ねて行く末に見えてきたこと、まさに認知症の本態は、自らの母親の潰えて行く姿そのものでした。

北海道での診療では、自らの肉親に対する過誤（できなかった治療、しなかった医療）への後悔、謝罪の連続です。「自利」であるかもしれませんが、生涯酬いることのできない懺悔の思いが背景にあります。診療を積み重ねていくうちにそ

の心は社会に対する「利他」に変化・成長していきました。

　世に私の様な高齢者に対する過ちを経験して欲しくない、経験してはならない。未曾有の高齢化社会にあって、未だ治療の手立ての見えない現状の医療でも可能な限りできることをちゃんとして欲しい、ちゃんと見て、聴いてほしい、そしてちゃんと支え・介護してほしい。

「生きとし生けるもの死すべき定め」があります。高齢者・認知症を患った人たちにできうる限り「実りある命の終焉」を目標に携わってほしいと常に思って診療しています。

6章

世界の認知症療法から学ぼう

国の医療システムがつくり出した認知症

２０１６年11月に発行されたアメリカの医学誌「JAMA Internal Medicine」（電子版）によると、高齢者の認知症発症率は低下していると報告されています。また、イギリスをはじめとするヨーロッパの研究でも同様の結果が出ています。すでに海外では認知症の捉え方が「治らない病気」から「予防できる、治せる（治す）病気」へと変化しているのです。私たちが学ぶべき重要なポイントでしょう。

一方、国内の患者さんは日々の診療で複数のかかりつけ医をもち、たくさんの薬が漫然と処方され続けています。日本の医療制度の仕組み、習わしによって引き起こされている認知機能低下を見過ごすわけにはいきません。認知症の〝きっかけ〟を医療が加速させている現状に医療従事者はみな開眼すべきです。

とある講演会で著名な認知症専門医が「認知症の人に優しいまちづくり、バリアフリー」を繰り返し説いていました。確かにそのとおりなのですが、私には今の医療そのものがバリアになってはいないか？　予防のさらなる啓発が必要ではないのか？　と自問自答に明け暮れています。

本章で述べていることは、介護にあたっておられるご家族のみなさんとともに、医療従事者にもぜひご一読をお願いしたいと思います。

認知症対策に関する国際比較と成功例から何を学ぶか？

先日、ある人がこんなことを話していました。「やっぱり認知症は怖いわ。これからの年齢、ほんとにこれが心配。がんは何とか治せるけど、認知症になっちゃったら自分じゃ分からなくなっちゃうもの……」。

この人は大腸がんを克服された人です。これを聞いたとき、やはり世間のみなさんは「認知症＝治らない病気、なったらおしまい」という負のイメージをもっているのだと思いました。まだまだ日本は認知症医療の〝夜明けに当たる時期〟なんだなと実感させられました。

ここからは、海外の認知症対策をご紹介します。海外の対策から学び、私たちが取り組むべき課題をご一緒に考えていきましょう。

認知症を減らした国イギリス　国を挙げて生活習慣病を改善

・家庭医制度が確立している社会保障

イギリスの医療は、一般の家庭医がすべての患者さんを診るところからスタートします。その上で、必要なら家庭医に紹介状を書いてもらい専門医を受診する仕組みになっています。病院を自由に選ぶことはできません。

そして、国民保健サービス（National Health Service: ＮＨＳ）から、すべての人々に疾病予防やリハビリテーションを含めた包括的な医療サービスが原則無料で提供されています。財源は税金で賄われています。一方、自由に選ぶことができる民間保険や自費のプライベート医療も行われており国民医療費の1割を占めています。

介護分野では各地方自治体の税金による財源および利用者負担を財源とした

社会サービスがあります。利用者負担は所得による支払い能力によってきめられています。日本のような医療から独立した介護保障制度ではなく、社会福祉と医療とで重層的に支える仕組みとなっています。

・生活習慣病改善で認知症を減らした！

２０１３年にはイギリスで認知症が減少したという報告がなされました。ケンブリッジ大学による20年間の生活習慣病の予防対策によって75歳以上のすべての年代で認知症が減少し、発症率でみると23％低下したとされています。さらにこの報告では、心臓病と脳卒中の死亡率は40％減少しています。

また、２００５年からは認知症予防のために心臓病の治療を行う取り組みがスタートしました。これは主に禁煙対策、減塩の推進と予防医療に対して診療報酬が付与される制度です。

たとえば、禁煙対策の一例を見てみましょう。ＢＢＣ（英国放送協会）のホームページに禁煙キャンペーンの写真が掲載されました。22歳の双子の姉妹が40歳になったときどう変化するのかイメージした顔写真でした。喫煙の有無により容姿の差が歴然と示されたショッキングな内容です。さらに心臓・血管疾患のリスクが増大することにも警鐘を鳴らしました。

減塩対策も負けていません。国が食品メーカーに働きかけ、パンの場合3年間で10％の減塩に成功しました。

こういった国家レベルの対策によって医療費を年間2600億円削減したと推定されています。診療報酬制度にも工夫がみられます。生活習慣病予防のため患者に指導を行う医師に診療報酬を支払う制度があり日本に乏しい予防医学が制度として成立しているのです。

ケア対策では、2009年に「認知症とともに良き生活と人生を送る、認知症国家戦略」が発表されました。早期診断と早期支援、総合病院での対応改善、介護施設での対応改善、介護者支援の強化、向精神薬使用の低減を重点課題として進めました。

その結果、一般の家庭医における認知症診断率の上昇、認知症の人に対する向精神薬処方率の低下などの具体的な成果が見られました。

2012年には「Prime Minister's Challenge on Dementia」が発表され、

政策推進体制の強化が図られています。

以上のように、イギリスでは古くから生活習慣病の見直しをきっかけに、認知症を減少させてきた実績があります。なかでも、一般の家庭医が中心となって予防医療に重点を置いている点は注目すべきでしょう。

私の日々の診療からも認知症は生活習慣や生活環境と深く関わっていることを実感しています。画像診断や認知機能検査による診断も大切ですがもっと生活習慣に目を向け、改善策を講じるべきと考えます。今ある抗認知症薬だけで対処しようとするのは、日本の医療の悪しき習慣と考えてしまうほどです。

薬の使い方に物申す！　フランスの国家戦略

・効果的な医療保険給付

フランスでもかかりつけ医が医療制度のなかにしっかり根付いています。患者はかかりつけ医の指示に従って医療機関を受診しなければなりません。

かかりつけ医を通さずにほかの医師にかかった場合は、医療保険の給付率が7割から3割に下がるペナルティを受ける厳しい仕組みがあります。医療保険はほとんどが職域保険という社会保険方式です。最初に利用者が医療機関に全額を支払い、その後払い戻しを受ける仕組みです。

興味深いのは、医療保険の給付率が医療行為、薬剤、職種によって異なる点です。たとえば、一般医よりも専門医、専門医のなかでも精神・神経科が高く、職種に対する評価が診療報酬額に反映されているのです。薬剤にいたっては、すべての医薬品が保険給付の対象になっているわけではありません。保険給付になっていても医療行為などの優先度に応じて給付率に差があります。

このように厳格な医療保険制度ですが、必要な人には安心して医療が受けられる工夫が確立されています。それは、治療に時間のかかる高額疾病の治療費は医療保険から100%の給付がなされるというものです。具体的には、脳血管障害、パーキンソン病、アルツハイマー病そのほかの認知症、糖尿病など30種類が指定されています。

介護対策としては、日本やドイツは社会保険方式であるのに対し、フランスは高齢者自助手当と呼ばれる助け合い方式で介護保障給付を行っています。60歳以上が対象となり要介護度区分に応じた給付がなされます。また、介護休暇制度もあります。

・ポリファーマシー対策先進国

フランスは欧州で最も早くから認知症国家計画を策定した国です。サルコジ政権で施行された「プラン・アルツハイマー2008〜2012」は過去最大規模の国家計画です。大統領も主体的に関わり、既成概念にとらわれない改革内容であることが印象的です。内容はケア・研究・連帯の強化を3本柱に44の施策が実行され、16億ユーロという大規模な予算が割り当てられました。

特筆すべき点は「診断プロセスの改善」です。総合医が在宅で認知症の診察を行う往診に報酬を付与する仕組みには驚かされます。日常的に患者さんの診察ができ、さらに介護する家族の健康状態も確認できるのです。健康保険のデータベースを基にした調査では認知症の人の75％が診断と治療を受けていると推定され、先進国でも50％以下とされている国際基準を大きく上回っています。

また、薬を正しく処方することが医療制度のなかできちんと位置付けられていることも重要です。２００７年に行われた認知症を患う高齢者の処方薬実態調査では、約５％の人に処方薬の問題点が見つかりました。

向精神薬の服用率は高齢者全体では2・９％に留まるのに対して、アルツハイマー病患者では16・９％と高率でした。そこで向精神薬の使用を制限する啓発活動を実施した結果２０１１年には15・４％まで減少し引き続き減少させる方針が継続してとられています。

さらに２０１８年８月にアルツハイマー病の治療薬４剤が医療保険のカバーから外されたことは衝撃的でした。さまざま異論はありますが、〝抗認知症薬は適切な投与が慎重に行われるべき〟という考え方が示唆されているのではないでしょうか。

また、処方薬による被害を重く受け止め向精神薬の処方に使用制限をかけました。これはまさにポリファーマシー対策の一環であり認知症対策の根本からの見直しとも考えられ、日本は学ばなければならない対策と考えます。

莫大な研究予算をかけるアメリカ

・細々とした社会保障

みなさんもご存じのとおりアメリカは国民皆保険ではありません。オバマ政権で民間の医療保険への加入が原則義務化されましたが、トランプ政権で廃止となりました。公的医療保障の対象は高齢者・障害者（メディケア：Medicare）、低所得者（メディケイド：Medicaid）などに限定されています。メディケアというのは65歳以上の高齢者の医療を保障する社会保険方式の制度です。

介護も同様で公的な介護保障制度はありません。医療の範疇に入る一部の介護サービスがメディケアでカバーされているにすぎず、介護費用を負担するために資産を使い尽くし、自己負担できなくなった場合に初めてメディケイドがカバーするという流れになっています。

また、高齢者介護サービスは民間（特に営利企業）の果たす役割が大きく、さらに施設サービスに偏りがちで、個々のサービスがうまくむすびついて実施されていないことが課題になっています。

・研究と早期発見で予防を目指すプレシジョンメディシン発信国

アメリカ・アルツハイマー病協会の「2010 Alzheimer's Disease Facts and Figures」によると、アルツハイマー病患者は530万人と報告されています。今後の見通しは、2030年に770万人、2050年には1100万人になると推計されており、日本と同様に認知症の高齢者対策は喫緊の課題です。

認知症の人の約7割は自宅で生活しており、家族やボランティアなどによる無償の介護が中心です。2011年にはオバマケアとも呼ばれる「Affordable Care Act（医療費負担適正化法）」が制定されました。アルツハイマー病関連では、65歳以上の高齢者を対象とした年1回の認知機能評価の新規導入があり費用は全額メディケアで負担されます。これは早期発見につながる重要な施策

	日本	アメリカ	イギリス	フランス
施策 開始時期	認知症施策推進５カ年計画（オレンジプラン） 2013	国家アルツハイマープロジェクト法（NAPA）　2011	国家認知症計画 2009	プラン・アルツハイマー2008-2012（第3期）　2001
社会保障	医療：医療保険制度 介護：介護保険制度	医療：メディケア（高齢者向けの医療保険） 介護：サポート制度無し	医療：国営の国民保健サービス（NHS)により無料 介護：地方自治体による社会サービス	医療：医療保険制度 介護：高齢者自助手当（APA)
予算	H30年度に97億円の予算を概算要求 研究費9億円	研究費400億円	最初に２年間で1億5000万ポンド（約210億円）	5年間で16億ユーロ（約1800億円）
教育	認知症を含む高齢者に対する理解を深める教育を推進		「高齢者や認知症の人にサービスする」カリキュラム	
メディア		著名人が認知症であることの公表が、イメージ変化に貢献	イメージを変える啓発キャンペーン「私には認知症があります、そして人生もあります」	
特徴		多額の研究費が投入	抗精神病薬使用率低下	抗精神病薬使用率低下 抗認知症薬の医療保険カバー除外

表４　認知症対策の国際比較

と考えられます。

　また、２０１１年には国家アルツハイマープロジェクト法（ＮＡＰＡ）が制定されました。２０２５年までの目標として、予防と効果的な治療法の実現、ケアの質と効率の最大化、支援の充実、国民の理解と関心の拡大、目標に向けた進捗状況の追跡を掲げました。さらに、早期発見の研究を加速させることも戦略の一つに挙げています。表４で明らかなとおり莫大な予算が研究費として投入されています。日本のオレンジプランと似ていますが、介護保険制度のような介護に関する国家プランは整備されていない点が大きな違いであり、問題点でもあります。

オバマ元大統領の演説において世界的な注目を浴びたプレシジョンメディシン(Precision Medicine: 精密医療・先制医療・遺伝子情報、生活環境やライフスタイルにおける個々人の違いを考慮して疾病予防や治療を行うこと)を筆頭に治療法の研究や疾病予防が推進されており、ソーシャル・ネットワーキング・ウェブサイト「ApoE4.Info」の活動による、APOE遺伝子多型診断もその現れと言えます。

遅れている日本の認知症対策

・歴史から見る認知症医療の現状

日本の認知症をとりまく状況をみてみましょう。

かつて認知症のことを「ボケ」「痴呆」などと呼んでいた時代がありました。物忘れが主な症状ですが、それ以外に怒りっぽい、暴力をふるう、徘徊、はたまた無気力など、精神病かと思われるような、いわゆる行動・心理症状

（BPSD）を起こすことが多く介護負担をさらに大きくしていました。これら日常の困り事に対し、国は主に対症的な施策をとっていました。

１９８６年に「痴呆性老人対策本部」を設置しました。医療者のほとんどは精神科医です。脳血管性痴呆症とアルツハイマー型痴呆症に区分され、日本では脳血管性の方が多く、アルツハイマー型が多い欧米とは対照的でした。そのため脳卒中の予防・治療が認知症対策とされました。

一方、近年の統計ではわずか30年でアルツハイマー型認知症が欧米諸国並みに増加しています。原因としては認知症の定義やサンプリング方法の相違、診断技術の向上、または環境・食の欧米化によるものなどが考えられており、これらを分析することで病態を明らかにすることができるかもしれません。

２０００年には介護保険制度が導入され高齢化対策は大きな転換期を迎えました。そして「痴呆」という呼称はスティグマ（負の烙印・ネガティブなイメージ）となっており、かつ侮蔑的な意味合いがあることから２００４年に認知機能障害を主体とした「認知症」という病名が確立されました。

しかし、社会の理解や適切な支援は不十分で、精神科のある病院へ入院するケースは後をたちませんでした。２０１４年になって策定された認知症施策推進総合戦略（新オレンジプラン）では、さらにＭＣＩ（軽度認知障害）に関する知識の啓発や発症前に予防する視点が加わりました。２０１９年には省庁間の横断的な未来投資会議において、認知症治療・予防研究対策が提案され、精神・神経疾患等を克服することが掲げられます（「認知症施策推進大綱」）。ここからが認知症対策の本格的な幕開けとなります。

１９９９年の「ゴールドプラン21」（「今後5か年間の高齢者保健福祉施策の方向〜ゴールドプラン21〜」）から２０１９年の「認知症施策推進大綱」までの20年間、がんと比較して認知症治療・予防的医療介入に消極的であった要因は、高齢者医療であること、精神科対応が中心であったこと、社会的スティグマから当事者や家族が声を上げられなかったこと、増え続ける介護需要への対策が最優先されていたことなどが考えられます。認知症は未来投資会議において初めて「克服」することが目標に掲げられ、平成の最後にやっとがん対策に近づいたと考えられます（表5）。

一方、がん対策医療の歴史は、１９６２年の国立がんセンター設立から始ま

	認知症	がん
国家施策	2012年　オレンジプラン（新オレンジプラン：2014）	2007年　がん対策基本法
捉え方	共生するもの（その人らしく生きる）・発症前先制医療	克服するもの（死亡率低下）
歴史	社会福祉、精神科医療	研究
社会保障	介護保険	医療保険
社会的費用	14,5兆円（医療費1,9兆円）	9,5兆円（医療費2,5兆円）
予算（H30）	97億円	358億円
病態	死に直結しない	死に直結する悪性疾患
罹患者	主に高齢期、65歳以上の4人に1人	壮年期、2人に1人は罹患する
治療	黎明期、病態解明が不十分	治療法、新薬開発は日進月歩
予防	研究中	エビデンスあり
検診	なし	あり
ゲノム	危険遺伝子APoE4でリスク評価	ゲノム解析によるがんドライバー遺伝子変異同定／これに基づく治療効果最大化と副作用の最小化
社会のイメージ	なりたくない、治療法がない、スティグマ	怖い、なりたくない、慢性疾患になりつつある、色々な治療があり治ることがある病気
メディア	健康番組で予防の呼びかけ	CMや広告を使った大々的な意識改革
民間保険	賠償責任、診断給付	診断給付、入院、通院、先端医療　etc

表5　認知症とがんの比較

ります。さまざまな政策により、早期発見技術や治療法が進歩し死亡率は減少し、さらに「がん予防のための検診は国民の（努力）義務」と規定されました。近年になると、ゲノム医療などの推進や、個人に最適化された患者本位のがん医療（先制医療：precision medicine）の実現を掲げ、がん医療は発展を遂げてきました。「がんの撲滅」を目標に、診断・治療技術は進歩し今や慢性疾患になりつつあるのです。医療に伴うサポート体制の充実も注目に値します。

がん対策がここまで充実している

のであれば認知症対策だってできないはずはなく、認知症医療の関係者が一丸となって遅れを取り戻さねばならないのではないでしょうか。

少ない認知症対策への国家予算

国がどれだけ力を入れようとしているのかが分かるもの、それが国家予算です。2018年、日本の一般会計予算は100兆円超でその3分の1は社会保障費の補填にあてられています。実際の社会保障費は120兆円必要であり、本来社会保険料により補われるはずが現状では45兆円不足しており、これを国費および地方で補填しています。

社会保障費120兆円のうち、年金が60兆円弱、医療費が40兆円です。医療費の3分の2はシニア層に使われている計算になります。

財務省によると高齢化に伴い医療・介護費は毎年1兆円ずつ増加し、2025年には社会保障費が150兆円に膨れ上がると予想されています。現状を分析すると、今後GDP（国内総生産）が横ばいで税収の増加が見込めなければ生産年齢はおろか高齢者に充当される社会保障費が切迫することは必至です。

ではほかの病気と力の入れようを比較してみましょう。図5を見れば明らかです。「なってしまった認知症への対応」政策と「撲滅するためのがん医療」政策で予算に大きな差があります。認知症はがんの3分の1にもかかわらず社会的費用が大きくがんの1・5倍です。その内訳は医療費1・9兆円、介護費6・4兆円に加えて、家族、介護者による無償のケアにおける費用が6・2兆円と膨大であることに注目しなければなりません。

現状の無償ケアコストが膨大であるということは、今後ますます老老介護が増加し、認知症を含めた高齢者に対するケアも成り立たなくなることが懸念されるわけです。

抗認知症薬の消費について見ると、市場は1400億円以上と言われ、2024年には2000億円を突破すると報告されています。2025年には2900億円との試算もあります。

もし今後、抗認知症薬についてフランスのように整理・見直しがなされれば

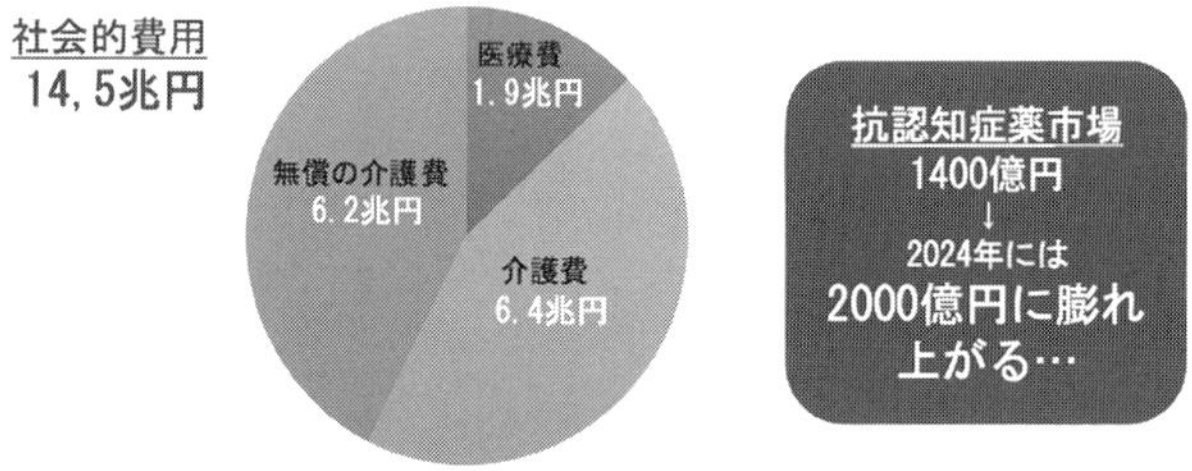

- 社会的費用：14,5兆円（がん→9,5兆円）
- 国家予算（2018年）：97億円（がん→358億円））
- 研究費：9億円

図５　認知症　社会保障の視点

これらの費用は研究や環境整備などの新たな財源にあてられる、とも考えられます。

日本においてもう一つ特徴的な現象として、認知症患者の約15％が精神病院へ入院していることが挙げられます。これは、ヨーロッパなど諸外国には見られないことです。

さらに、入院となると自宅療養と比べて約３倍のコストが必要とされています。現行の診療報酬体系でみると認知症診療を行う場合、精神科を標榜する医療機関で通院・在宅精神療法として加算が得られ、また認知症地域包括診療料の施設基準を満たしている場合に加算が受けられる仕組みです。

これこそ、町の家庭医が積極的に認知症診療を行う妨げになっているのではないでしょうか。この実情が本病態を〝精神病〟たらしめ家庭医の介入の障壁となっていると考えられるのです。

始めよう！アドバンス・ケア・プランニング（ACP）～がん対策から学ぶ認知症医療

先にも触れたように、現在、早期に認知症の診断がなされてもMCIに対するサポート体制はなく、診断されっぱなし。これでは患者さんとご家族にとっては不安がうえつけられるだけです。

ここへ投入すべきなのが緩和ケアです。

国はたとえばがん対策の重要項目として、発症前にあらかじめ診断する予防医療として位置付ける「先制医療」、「がんと診断された時からの緩和ケアの推進」を掲げています。診断された時の精神的な苦痛の緩和、介護・経済面・療養環境など社会的な問題へのサポート、自己決定のサポート、終末期のことなどを適切な時期に行う必要性があるとしているのです。

認知症対策においても「認知症と診断された時からの緩和ケア」を始めるべきなのです。今後、早期発見・早期診断が必須と考えられる認知症診療において、診断時からの緩和ケアや認知症専門カウンセラーの確立という精神的なサポート体制をつくることが「空白の時期」を払拭することにつながります。

がん診療においては、告知をしないことよりも告知をすることの方が健康寿命を延ばすことにつながることが分かっています。

ＷＨＯが定めた緩和ケアの定義では「生命を脅かす疾患に関連する問題に直面している患者と家族のＱＯＬを改善するアプローチ」としています。終末期医療としての緩和ケアという定義がなされていましたが、２００２年には「生命を脅かす疾患」となり、必ずしも終末期だけではない重篤な疾患とされました。がんだけではなく、慢性心不全、慢性呼吸不全、慢性腎不全や神経難病そして認知症など、病気とつき合いながら生きていく疾患が含まれたのです。さらに、緩和する対象は身体的な痛みだけではなく心理的、社会的、スピリチュアルペインなどのさまざまな苦痛や問題にアプローチをしていくこととされています。

２０１７年度の厚生労働省委託事業「人生の最終段階における医療体制整備事業」において、アドバンス・ケア・プランニング（ＡＣＰ）の推進が始まりました。特にがん医療において先に述べたように、知ることの弊害により告知しない時代から、知らないことの弊害を払拭し、残された時間をこれからどう生きるか、という時代へ移行しています。ＡＣＰとは、患者・介護者および医療関係者の話し合いを通じて患者の価値観を明らかにして、これからの治療やケアの選考を明らかにするプロセスのことです。厚生労働省は医療に関する意識調査で「70％の人があらかじめ自分の治療やケアについての希望を書面に記載しておくことについて賛成」という結果を出しています。

認知症医療においても早期診断・先制医療の手段として、まさにＡＣＰが適用されると考えます。認知症の予防ならびに発症後に備え「延命に重きをおくつらい寿命」ではなく「認知症の人たちと共に生きるのみならず、健康寿命を延ばす」ために取り入れるべき方策なのです。

日本の認知症医療においては、ＭＣＩにおける「空白の時期」をなくすことを含めた現状に即した政策が必要です。地域、市町村ぐるみで真摯に取り組むことが喫緊の課題であることに疑いの余地はありません。きちんと患者を受け止め、かつ早期診断に緩和ケアを含めたACPが必要です。ACPを推進するなかで特に町の家庭医のリーダーシップとチームとの緊密な連携が必須であることが見えてきます。

すべての医療関係者が当事者であることを自覚して取り組めば、厳しい少子高齢社会を乗り越えられると思います。

薬剤師の活躍できる制度を

加えて大切なことは、見直されつつある薬剤師の働きです。投薬に関する情報は調剤薬局に一手に集まります。無益な処方から過度な処方、ひいては多剤投与の弊害など高齢者に不利益な投薬には断固として対峙すべきです。そのためには「かかりつけ薬剤師」などの存在が重要で、ポリファーマシー対策がむしろジェネリック普及より先手であるべきだと考えます。

ジェネリックの広がりは安価である（安価に見える）がゆえ安直な投薬につ

ながり、一時的な経費節減にはなっても薬剤起因性老年症候群の予防には全くなりません。ポリファーマシー対策の役割は、やはり患者にとって最も身近な家庭医が担うことになります。よって国の政策として家庭医療専門医の整備が急務と考えます。同時に、薬剤師への分担・制度化が喫緊の課題と思えてなりません。

私は「医療は市場経済に乗せるべきではない」と考えます。現状では製薬企業が後押しして日本の医療制度と高齢社会を複雑・怪奇なものにしているのではないでしょうか。

医者はまず、薬を止める勇気をもつべきと考えます。

新しい認知症医療の考え方

・生活習慣病、環境因子など個々に治療を最適化する

認知症の治療において、私は、アルツハイマー病などの神経変性疾患の世界

的権威であるアメリカのBredesen D. E. らの研究・報告に注目しました。

この研究では、「アルツハイマー病の真の原因が特定されつつあり、治療も予防も可能な疾病」とされています。そして「アミロイドβがなぜ脳にたまっているのか」を掘り下げ、アミロイドβの蓄積は「脳の正常な防御反応によるもの」であると考えています。脳は①炎症、②栄養不足、③毒素という3つの脅威にさらされると、それに対する「防御反応」の一環としてアミロイドβを集積させる。しかし、その脅威が強力で防御反応が長く続いた場合、アミロイドβ自体が過剰になってしまい、逆に脳の神経活動に必須のシナプスの破壊にいたると結論づけています。この破壊的状況を正常化するには、アルツハイマー病の真の原因である脅威を取り除くことから始めなくてはなりません。つまり「原因となり得る生活習慣病、環境因子など個々に対して治療を最適化」しない限り（precision medicine）アルツハイマー病は治しようがないということも、同時に明らかになったのです。

では、「生活習慣病、環境因子など個々に対して治療を最適化する」とはどのようなことでしょうか？ それは「予防医療（先制医療）の視点」です。

Bredesen D. E.らの報告に基づけば、認知症は軽度認知障害（mild cognitive impairment: ＭＣＩ）、主観的認知障害（subjective cognitive impairment: ＳＣＩ）の段階であれば認知機能を戻すことが十分可能と考えられ、早期介入が求められます。

しかし、日本では診断後の保険医療制度はなく早期診断が積極的に行われていないのが実情です。現行の保険医療制度では、「一般医」が認知症にかかわった場合、神経心理検査（25ページ参照）、投薬処方以外の保険算定はされません。患者への難解な聞き取り、予防・治療計画などへの支払いは認められていないのです。

２０１９年1月より日本認知症学会は認知症医療制度において医師を認知症サポート医・臨床医・専門医の３段階に整理しました。このことは今後、研究・予防・治療の観点で、現状の保険制度において通院精神療法の算定から独立し、認知症療法算定要件を確立することにつながる期待がもてるのではないかと考えます。

保険診療上の制度化に伴い認知症にかかわる医療の裾野が広がれば、おのずとプライマリケア医（家庭医）のかかわりも広がり、「疾患特有のスティグマ」の緩和および「空白の時期」の改善がもたらされ、発症前診断・ＭＣＩ診断の普及が先制医療になり得ます。そして、その先制医療を担うのはプライマリケア医と言えるのです。

プライマリケア医の具体的な介入方法として、発症前の予防の必要性を啓発するために「認知症健診／認知症予防外来」を広めることが挙げられます。ここで、認知機能の評価、遺伝子検査、環境、ライフスタイルに基づくリスクチェックを行い、リスクを的確に把握します。いわゆる〝なってしまった人への「認知症サポート医」〟ではなく、〝すべての人の「主治医（プライマリケア医／家庭医）」〟が予防医学の知識と認識をもつことが必要です。

特に生活習慣、健康管理の一環として「食」における健康指導は重要です。「食と腸内細菌叢のかかわり」による「脳腸相関」が多数報告されていることに注目すべきで、２０１９年３月、国立長寿医療研究センターの佐治直樹医師により、認知症患者の検便分析にて腸内細菌叢と認知症との関連が報告され注目されています。運動、精神衛生指導と共に、認知症と糖尿病との関連に則り食生活指導による血糖コントロールも認知症予防に必須であると言えます。

プライマリケア医の現状

ここで、一つ大きな問題があります。日本におけるプライマリケア医の現状です。

日本ではこのような立ち位置の医療は極めて脆弱です。２０１９年、日本プライマリ・ケア連合会認定の家庭医療専門医は８９３人、プライマリ・ケア認定医は５２４６人です。いわゆるマイナーな診療科と言われる脳神経外科においてさえ、専門医は７９３３人が認定されています。今まさに、プライマリケア医はその手腕が問われているにもかかわらず認定医のあまりの少なさを考えると、日本の医療制度自体に大きな問題が潜んでいると考えざるを得ません。戦後の復興期から高度成長期にかけての高度医療発展のしわ寄せが垣間見えます。

結果として世界に冠たる長寿国にあって、健康寿命（52ページ参照）は横ばいです。小児科、産婦人科、耳鼻科などの特殊な科を除き第一線から退いた各領域の専門医が家庭医として幅広く対応しているのが現状です。街の人々の主治医たる家庭医は各領域の専門医と同レベルのプライマリケア専門医・認定医であるべきです。

しかし日本においては医師30万人のうちのほんの一握りです。欧米諸外国では全体の3分の1が家庭医で、なかでもオランダでは40%と報告されています。

主治医からの紹介で専門医が活躍する仕組みがあれば、高度医療機関が軽症患者でごった返し疲弊するということは起こりにくくなります。

厚生労働省は、2025年までにプライマリケア医を中心とする総合医群を10万人に増やすと謳っています。我々一般医のみならず、国民は大きな期待を持って見定めなければなりません。

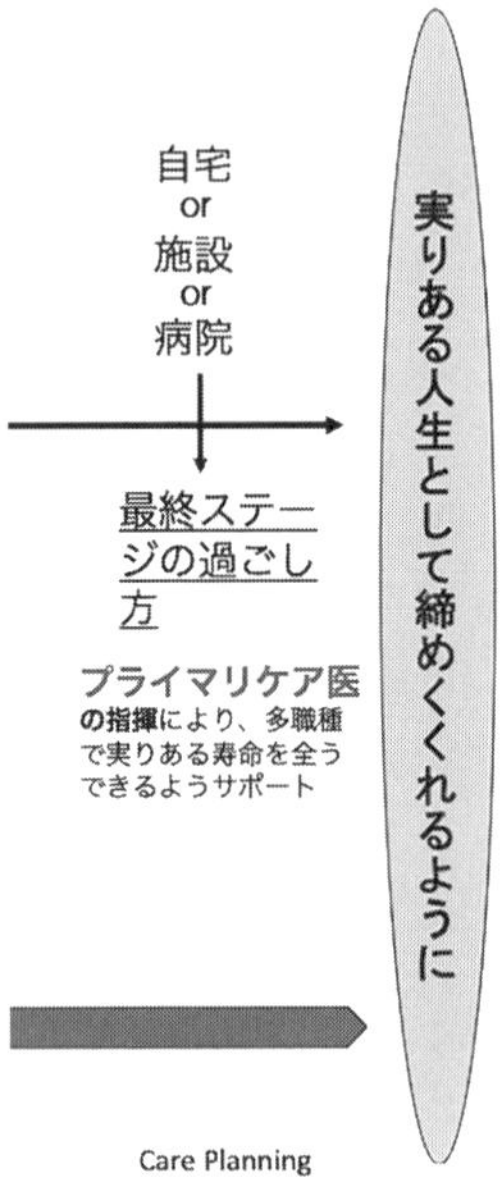
実りある人生として締めくくれるように
自宅
or
施設
or
病院
最終ステージの過ごし方
プライマリケア医の指揮により、多職種で実りある寿命を全うできるようサポート
Care Planning

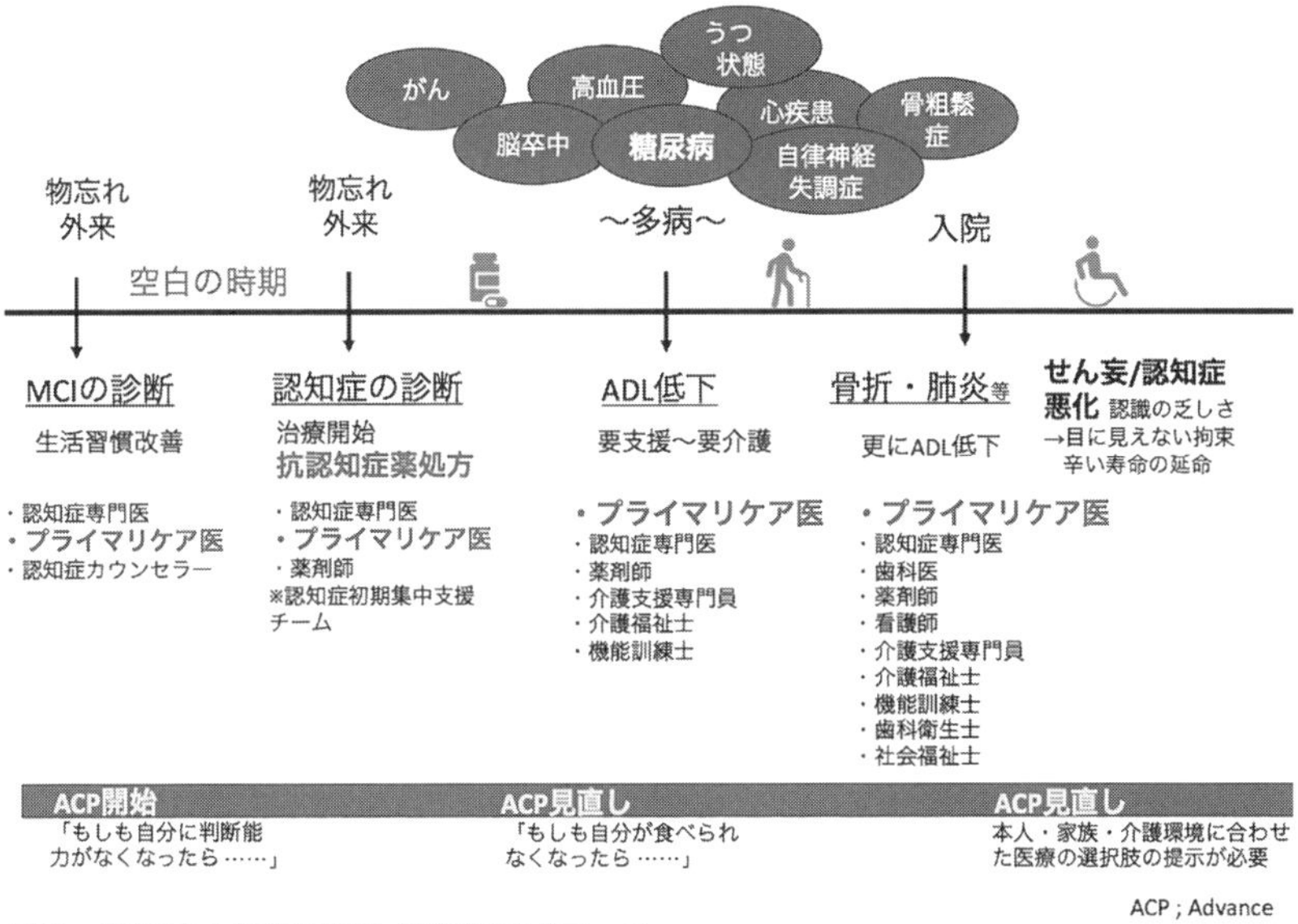

図6　認知症の進行過程と多職種アプローチ

プライマリケア医を中心としたチームによる先制医療

以上のように現状を打開しながらの制度設計により予防医学を充実させることが必須です。認知症診療においては直ちに専門医に委ねるのではなく、プライマリケア医を中心としたチームによる先制医療に重きを置くことが必要であり、国民に寄り添いつつ意識変革にもつなげていかなくてはなりません（図5）。

認知症の先制医療は、生活習慣を根本的に変容することが基礎になります。目的として国民の〝つらい寿命〟ではなく〝健康寿命〟を延ばし、さらに結果として社会的費用の抑制につながるのです。

必要なのは認知症予防プロジェクトの推進

・認知症健診から検診へ、2段階方式で

脳神経外科の臨床医だった私は、MRI検査が一般化して脳ドックが普及し、未破裂動脈瘤や脳腫瘍が発症前に診断され予防的治療という概念が「日本脳ドック学会」を中心に浸透し、健康寿命に大きく貢献したことを肌で感じながら経験してきました。

認知症領域においても、発症の背景因子、生活習慣、遺伝などをあらかじめ検査することにより認知症発症を可能な限り予防することができます。発症し

てしまったとしても、健康寿命を延ばす観点から有益であると考えます。

ここで「健診」と「検診」について整理します。各々意味合いが異なります。「健診」は健康状態を調べるものであり、「検診」は特定の病気を発見するためのものです。まず、スクリーニングのために一般健康診断に「認知症健診」を組み入れ、次に診断を確かなものにするため「検診」へ誘導します。

早期発見のためにも認知症健診から検診へと2段階で進めていくことが大切でしょう。

・認知症の学校教育

イギリスやフランスの実例も参考に、マスメディアや産業界とも積極的な連携を図るべきです。たとえばイギリスでは、子どもの義務教育に「高齢者や認知症の人にサービスするカリキュラム」があります。

日本ではがん対策として学校教育におけるがん教育を推進し、２０１４年からモデル校で「がんの教育およびそのガイドライン」の作成・実行を開始しています。「健康大国ニッポン」を掲げる上では学童期からの意識づけが必要で、健康と命の大切さを学び自らの健康を適切に管理することが心身の健やかな成長につながります。よって、認知症においても同様に義務教育に組み入れることが重要と考えます。

そして、学校教育を通して各家庭で子どもから親へ話をすることにより親世代の意識改革にも期待がもてます。超高齢化を社会的側面からとらえた場合、「子どもから大人まで、社会全体における相互扶助的なコミュニティー」の立案は不可欠になるでしょう。教育から意識を変容させることは、認知症の人に寄り添う社会の基盤につながります。

本書の上梓を待つうちに、アルツハイマー病治療薬アデュカヌマブがアメリカで承認されました。日本も右へ倣えでしょう。

しかし、本文中に述べたごとく、フランスでは2018年保健省が抗認知症薬4薬を「医療上の利益が不十分である」として保険のカバーから外していきます。今後、非薬物療法を主体に考える欧州を中心とした世界の動向に注目しなくてはなりません。

エピローグ
～空の青さを取り戻そうよ

「物忘れ外来」で日々診療していると、「日本の医療は認知症に寄り添うふりをしているのではないか」と思うことがよくあります。高齢者対策は介護保険・医療保険によって支えられています。しかしよく考えると法律により厳しい規制がかけられている市場であり、臨床の現場では（市場経済に則った）規制産業が見え隠れするわけです。その結果、介護・医療は認知症の患者ではなく、別のところを見ているのではないかと思えてなりません。

ジュネーブ宣言における医師の誓いでは「患者の健康とウェル・ビーイングを第一に考慮するものとする」とされています。さかのぼること紀元前にヒポクラテスは「よいことをする。できなければ少なくとも悪いことをするな」を旨とし、受診者との人間関係の構築が必須であり「病気は神々の与えた罰などではなく環境・食事や生活習慣によるものである」「治療の原点は、本来人間に備わっている自然力の働きを助けることであり、特に食事に注意することが大切である」と説いています。

国の認知症対策は、三次予防（重症化の予防や機能維持、ＢＰＳＤへの予防・対応にかかる取り組み）から二次予防（早期発見への対応）に移りつつあります。しかし、一次予防（発症を遅らせたり認知症の発症リスクを低減させたりする取り組み）の普及には程遠いと言わざるを得ない状況です。日本の医療現場には市場経済が優先的に導入されているためか認知症の一次予防措置はどこかに置き去りにされたままです。「認知症患者を1人診るより風邪の患者を5人診た方がよい」という言葉すら聞かれます。

脳神経外科の恩師故・三輪哲郎東京医科大学脳神経外科名誉教授からは、技術者として「ニューロ・カーペンター（神経大工）にならぬよう日々研鑽せよ」「いたずらにＣＴ画像診断に頼ることなく神経症候学に精進せよ」など、たくさんの指導のお言葉をいただきました。その教えを通して脳神経外科医以前に、人としてかくあるべきだと教えられたように思っています。

昨今のＡＩの進化に伴い、認知症診療の診断はコンピューターが人間に取って代わることは必然であり、その進歩を研究者、プライマリケア医ともども進めていかなくてはならない現状があります。一方で、第一線のプライマリケア医が疲弊し困惑している姿を目の当たりにすることが多いのですが、その背景には情報通信技術、ＡＩでは取って代わることのできない「社会学、人間学」があるからだと強く感じます。

大悟病院老年期精神疾患センターの三山吉夫医師は「その人を丸ごと理解しようとしなければ対応できない」、さらに「認知症ご本人の利益の最大化を考慮して投薬しないことの功罪も合わせて考える必要がある」とおっしゃっています。かくの如き「人間学」をＡＩが判断できるか、ＡＩに温もりのある医療はできるかと言われればできないでしょう。

認知症医療では、人である医師が「ちゃんと観ること、聴くこと」、そして「認知症の人たちから学び、自身も成長すること」が必要だからです。

超高齢化・超少子化において、我々医療従事者も認知症の人の目線でものを見、同じ立場に立って一生懸命臨まなければならない時代に来ていると痛切に感じています。新型コロナウイルスに怯える国状をも考え合わせ「空気は清々しく、澄み切った青空を取り戻したい」とつくづく思えてなりません。

謝辞
２０１７年より認知症に本格的に携わって４年。形にして残そう、何か書かなければならないと思い始めて約3年がたちます。本書の刊行にあたり、感謝しなければならない人がたくさんいます。

まず長きにわたり医療人としての基本・姿勢をご教授いただいた東京医科大学病院病院長・三木保先生に感謝しなければなりません。

藤田医科大学脳神経外科名誉教授・佐野公俊先生は脳神経外科医としての技を、人として示し導いてくださいました。

認知症医療においては、ご指導をいただいた東京医科大学高齢総合医学分野特任教授・羽生春夫先生、東京医科大学病院高齢診療科兼任教授・櫻井博文先生。誠弘会池袋病院副院長・平川亘先生は同じ脳神経外科医としての立場から認知症について執筆され、その著書から学び多くの重要な知識を与えてくださいました。

大悟病院／宮崎大学精神神経科名誉教授・三山吉夫先生は私の診療における疑問点を明快なお言葉でご指導くださいました。

精神科医・森雅宏先生は患者が陥りがちな精神症状について（身体医である私に）臨床の実情に即したご指導をいただきました。

そして執筆に際し編集会議にも参加してくださり、貴重なご意見をいただいた友人であり健康社会に寄与するオルト株式会社・青山勝彦会長に深謝申し上げます。

またご校閲、ご助言をくださった東京医科歯科大学名誉教授・岩井武尚先生に厚く御礼申し上げます。

私の医師事務作業補助者一瀬由夏さんは、常に人としての単刀直入な意見を日々アドバイスしてくれました。担当編集者・浜田和子さんは、粘り強く難解かつ特殊な認知症医療の実情を理解いただき編集に携わり、ここに本書刊行に漕ぎつけることができました。

医療法人明生会理事長／精神科医・齋藤浩記先生は認知症の臨床の場として北海道北見市・道東の森総合病院を私に提供してくださいました。浅学非才な筆者の診療を支えていただいた同病院認知症チームスタッフ・職員一同にこの場を借りて感謝申し上げます。

最後に、受診して下さった多くの方々とそのご家族からたくさんのことを学ばせていただき、かつ育てていただき本書が上梓できました。本当にありがとうございました。

2021年5月

稲葉　泉

【参考文献】

・藤田和子　認知症になってもだいじょうぶ！：そんな社会を創っていこうよ　徳間書店　2017.

・認知症疾患診療ガイドライン　日本神経学会　2017年　ページ：216-217.

・Alzheimer型認知症の診断にＡＰＯＥ遺伝子検査は有用か　日本神経学会　2017年，認知症診療ガイドライン　ページ:216-217　CQ6-4.

・Sechi Gal:Reduced intravenous glutathione in the treatment of early Parkinson's disease.Prog Neuropsychopharmacol Biol Psychiatry.1996et，20(7):1159-70.

・平川亘　明日から役立つ認知症のかんたん診断と治療　日本医事新報社，2017.

・認知症性疾患の臨床病理　齊藤祐子、塩谷彩子、村山繁雄　2013年，Cognition and Dementia, 12(1), ページ：13-18.

・「睡眠の質の低下」と認知症　皆川栄子 2020. vol,34，日本認知症学会誌　2020年.

・腸内細菌叢とパーキンソン病　平山正昭　vol,34, 日本認知症学会誌　2020年.

・西田敦志　英国の認知症国家戦略　海外社会保障研究　Spring 2015 No,190, 2015.

・猪原匡史（国立循環器病研究センター脳神経内科）「本当は予防できる認知症～あなたはその秘訣を知っていますか?～」国保くまもとVol.212.（オンライン）https://www.kokuho-

kumamoto.or.jp/base/upload/p54_291_21_kwhgbmf6.pdf.
・フランス介護保障制度の現状と動向　稲森公嘉　No.94, 健保連海外医療保障　2012年．P.9～15.
・近藤伸介　フランスの認知症国家計画　海外社会保障研究　Spring 2015 No,190, 2015.
・フランス厚生省　プレスリリース　2018年6月1日．
・アメリカの認知症ケア動向v（オンライン）https://www.dcnet.gr.jp/retrieve/kaigai/pdf/us10_care_05.pdf.
・Resource.apoe4.infoAlzheimer's GeneThe.
・石橋亮一、川上由里子　認知症施策推進総合戦略（新オレンジプラン）制定までの経緯と概要について　WAM NET.（オンライン）www.wam.go.jp/content/wamnet/pcpub/top/appContents/wamnet_orangeplan_explain.html.
・痴呆性老人対策推進本部　痴呆性老人対策推進本部報告（オンライン）1987年．
・厚生労働省老健局　日本の介護保険制度について（オンライン）2016年．https://www.mhlw.go.jp/english/policy/care-welfare/care-welfare-elderly/dl/ltcisj_j.pdf.
・厚生労働省、経済産業省　未来投資会議　構造改革徹底推進会合「健康・医療・介護」会合（第5回）首相官邸（オンライン）2018年4月13日．https://www.kantei.go.jp/jp/singi/keizaisaisei/miraitoshikaigi/suishinkaigo2018/health/dai5/siryou6.pdf.
・棟居徳子（立命館大学衣笠総合研究機構）．日本のがん対策の動向―健康権保障の観点からの一考察— 2008.

- 厚生労働省　がん対策推進基本計画　（オンライン）2018年3月. https://www.mhlw.go.jp/file/06-Seisakujouhou-10900000-Kenkoukyoku/0000196975.pdf.
- 内閣府　平成30年度高齢社会白書（全体版）2018.
- 慶應義塾大学医学部　プレスリリース 認知症の社会的費用を推計—認知症患者や家族の質の向上のため最適な解決の手掛かりに—（オンライン）2015年. https://www.keio.ac.jp/ja/press-releases/2019/.
- 日刊薬業　市場予測　アルツハイマー型認知症薬　20年には２９００億円に拡大. 2011.
- 富士通総研　認知症の人の精神科入院医療と在宅支援のあり方に関する研究会第1回. 2013.
- 厚生労働省　平成29年度介護給付費等実態調査の概況. 2017.
- MCIのとき将来認知症になるとわかったらどういう医療を望むか　高橋幸男　2018年　老年精神医学雑誌29, ページ: 512–517.
- 木澤義之（神戸大学医学部付属病院緩和支持治療科特命教授）　これからの治療・ケアに関する話し合い—アドバンス・ケア・プランニング—　（オンライン）2018年. https://square.umin.ac.jp/endoflife/shimin01/img/date/pdf/EOL_shimin_A4_text_0416.pdf.
- Reversal of cognitive decline: A novel therapeutic program. Bredesen D.E. Aging 6, 2014年, Aging 6:707-717,doi: 10.18632/aging.100690.
- Reversal of cognitive decline in Alzheimer's disease. D.E. Bredesen,et al. 2016年, Aging 8:1250-

1258,doi: 10.18632/aging.100981.

- D.E. Bredesen et al. Reversal of cognitive decline: 100 Patients. J of Alzheimer's Disease &Parkinsonism, . an open access journal volume 8 Issue 5・1000450.
- D.E. Bredesen. The End of Alzheimer's.
- 脳機能と腸内細菌叢　須藤信行 . 2017 年　腸内細菌学雑誌　31巻1号　ページ : 23-32.
- Naoki Saji, Shumpei Niida, Kenta Murotani, Takayoshi Hisada, Tsuyoshi Tsuduki, Taiki Sugimoto, Ai Kimura, Kenji Toba & Takashi Sakurai. Analysis of the relationship between the gut microbiome and dementia: a cross-sectional study conducted in Japan.（オンライン）2019 年 . https://www.nature.com/articles/s41598-018-38218-7.
- 糖尿病診療ガイドライン　The Japan Diabetes Society, 2016.
- 武田朱公、里直行、楽木宏美、森下竜一　糖尿病とアルツハイマー病における相互的な病態修飾機序の解明 . 肥満研究　Vol.16 No.3, 2010 .
- 落合陽一　日本進化論　SB 新書　2019.
- 安保徹　医療が病をつくる 免疫からの警鐘　岩波書店　2001
- 吉本　隆明　改訂新版共同幻想論　角川ソフィア文庫　2020

稲葉　泉（いなば　いずみ）

1954年東京生まれ。東京医科大学卒業。脳神経外科専門医。数々の病院で脳神経外科診療立ち上げに従事。北海道の「道東の森総合病院・物忘れ外来」にて4年間で延べ9918人以上の物忘れ患者を診療。都内では「金町駅前脳神経内科」にても診療中。専門分野は頭痛・めまい・脳神経外科全般、物忘れ・認知症予防。

所属学会：日本脳神経外科学会、世界脳神経外科連盟、日本脳卒中学会、日本認知症学会、日本脳ドック学会、日本プライマリ・ケア連合学会、日本医師会認定産業医。

認知症はよくなりますョ
患者と家族のこころを支える治療とケア

2021年7月4日　初版　第1刷発行
2021年9月16日　初版　第2刷発行

著　者　稲葉　泉
発行者　新舩 海三郎
発行所　株式会社 本の泉社
〒112-0005 東京都文京区水道2-10-9 2階
TEL. 03-5810-1581　FAX. 03-5810-1582
mail@honnoizumi.co.jp
http://www.honnoizumi.co.jp
DTP　木椋 隆夫
印刷・製本　亜細亜印刷 株式会社

ISBN 978-4-7807-1819-5 C0047